提高儿童专注力

中医爷爷有妙招 ①

宗绍峰 / 著

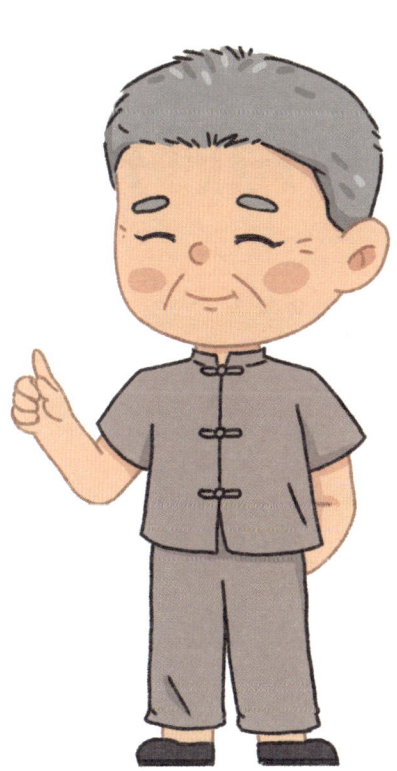

晨光出版社

图书在版编目（CIP）数据

提高儿童专注力：中医爷爷有妙招/宗绍峰著.--昆明：晨光出版社，2025.4
ISBN 978-7-5715-1680-2

Ⅰ.①提… Ⅱ.①宗… Ⅲ.①中医儿科学－基本知识 Ⅳ.①R272

中国版本图书馆CIP数据核字(2022)第207491号

提高儿童专注力
中医爷爷有妙招 ①

宗绍峰 / 著

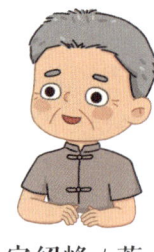

出 版 人	杨旭恒		
策 划	杨旭恒 彦晴鹏		
责任编辑	李彦池		
插 画	钟钟插画工作室-许小露露	排 版	云南安书文化传播有限公司
装帧设计	薛智元 唐 剑	印 装	云南金伦云印实业股份有限公司
责任校对	何翎溪	版 次	2025年4月第1版
责任印制	廖颖坤	印 次	2025年4月第1次印刷
出版发行	晨光出版社	书 号	ISBN 978-7-5715-1680-2
地 址	昆明市环城西路609号新闻出版大楼	开 本	889mm×1194mm 1/24
邮 编	650034	总印张	15
电 话	0871-64186745（发行部）	总字数	200千
	0871-64178927（发行部）	总定价	98.00元（全3册）

晨光图书专营店：https://chenguangchubanshetushu.tmall.com/

前言

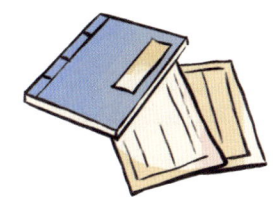

注意力不集中，缺乏专注力，是普遍存在于各年龄段的现象，但常被认为在儿童身上更为值得关注。无论是上课时老师的期望，还是做家庭作业时家长的盼望，孩子都难以像玩耍时那般全神贯注，唯有少数例外。

集中注意力是提升学习效率的基石，也是提高学习成绩的关键。鉴于孩子的大部分时间都用在学习上，从上课到做作业，甚至许多周末和假期也不例外，因此，专注力直接影响孩子的听课效率、作业完成速度和考试成绩，这让家长和孩子都倍感困扰。

为何人的注意力会分散？在中华文化中，"魂不守舍"与"心不在焉"两个成语形象地描绘了这一现象。古中医认为，"魂"藏于血液，由肝脏管理；"神"藏于血脉，由心脏主宰。肝脏问题会导致"魂不守舍"，表现为气血不畅、情绪异常；心脏问题则引发"心不在焉"，表现为情绪极端、无法平静。

肝脏供血功能异常，中医称之为"肝气郁结"，影响视力；肾脏气血供给不足，则为"肾气虚"，影响听力。这些症状早期难以察觉，现代医学难以检测，常被误解为孩子不听话或不爱学习。

古中医先贤通过长期观察和实践，总结出灵魂与肉体的依存关系，强调修心与健体的统一。在《黄帝内经》中，祖先们详述了顺应自然规律的重要性，以及违背自然规律导致的疾病，并提出了"驱邪外出，扶正固本"的治疗原则。

现代科技让生活更舒适，但也带来了诸多问题，如人体适应自然能力的减弱、人际关系的疏远等。在快节奏的生活中，家长们望子成龙，希望孩子能在学业上取得佳绩，但往往忽视了孩子专注力下降的真正原因。

马斯洛需求层次理论表明，当基本需求得到满足后，人们追求的是尊重和自我实现。每个孩子都有考第一名的愿望，但专注力并非仅凭严格要求就能提升。家长在关注孩子提高专注力的同时，更应关注其身体健康。

现代医学体检指标正常，并不意味着孩子身心状态良好。古中医认为，亚健康状态源于经络轻微堵塞，通过疏通经络可解决这一问题。届时，孩子不仅专注力提升，学习成绩提高，还可能展现出更多优良品质，成为老师和家长心中的好学生、好孩子。

让我们一同走进古中医的世界，探索生命与自然、经络与五脏六腑、专注力与健康的奥秘。

目录

1 日月星辰与阴阳五行……1

- 01. 人的注意力为何会不集中？ … 2
- 02. 意志力 … 6
- 03. 自控力 … 8
- 04. 专注力 … 10
- 05. 影响专注力的因素 … 11
- 06. 中医阴阳五行与人的关系 … 15

2 五颗行星与五季……19

- 01. 五季生克 … 20
- 02. 五星与五季 … 22
- 03. 五季循环时，五脏的反应 … 24
- 04. 顺应自然，物竞天择 … 25
- 05. 五脏生病的人是很难提高专注力的 … 29

3 五志与五脏……31

- 01. 皮之不存，毛将焉附？ … 32
- 02. 坏境的重要性不可忽视 … 35
- 03. "不能让孩子输在起跑线上"实乃谬论！ … 37
- 04. 如何观察孩子的情绪是否健康？ … 39
- 05. 疏通经络是提高专注力的灵丹妙药 … 40

4　五色与五脏……45

01. 五脏与颜色 …… 46
02. 情绪与脸色 …… 48
03. 专注力与脸色 …… 51

5　五味与五脏……53

01. 味觉与味道 …… 54
02. 五脏与味道 …… 55
03. 专注力与味觉 …… 58

6　五声与五脏……61

01. 是哪个脏器发出的声音？ …… 62
02. 五声与五脏的辩证关系 …… 64
03. 闻五声，知五脏 …… 66

7　五音与五脏……71

01. 发音的部位与五脏 …… 72
02. 闻五音知五脏 …… 75
03. 闻五音诊断疾病 …… 76
04. 如何通过观察五音提高专注力？ …… 78

目录

8 风为百病之长……81

01. 古人为什么说"圣人避风如避矢石"？ …… 82
02. 风邪致病的特点 …… 84
03. 风邪对孩子专注力的影响 …… 86
04. 治风六穴 …… 88

9 寒为百病之源……93

01. 万病伤于寒 …… 94
02. 体温与免疫力 …… 96
03. 健康体温 …… 98
04. 体温对专注力的影响 …… 100

10 湿为百病之根……103

01. 什么是湿气？ …… 104
02. 湿气的危害 …… 107
03. 祛除湿气：提升专注力的关键 …… 109

目录

11 顺应自然……111

01. 脏腑的值班与休息 …………………………………… 112
02. 人体十二经络 …………………………………… 116
03. 五脏六腑的"窗子" …………………………………… 119

12 舒经通络 提升体温……121

01. 提高专注力的常规办法 …………………………………… 122
02. 中医眼里影响专注力的疾病 …………………………………… 124
03. 疏经通络与提升体温：提高专注力的两大妙招 ………… 126
04. 健康体魄是专注力的基石 …………………………………… 128

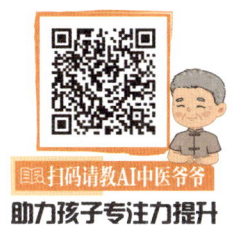
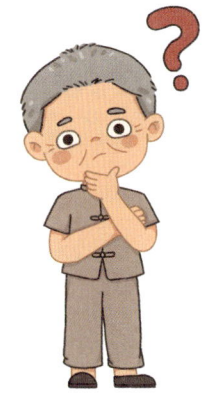

1 日月星辰与阴阳五行

01. 人的注意力为何会不集中？
02. 意志力
03. 自控力
04. 专注力
05. 影响专注力的因素
06. 中医阴阳五行与人的关系

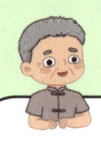

提高儿童专注力：中医爷爷有妙招 1

01. 人的注意力为何会不集中？

很多家长对孩子最头疼的事情就是注意力不集中，例如：

好动，粗心，马虎，拖沓，磨蹭，走神，发呆，坐不住，差错多；

无精打采，心不在焉，东张西望，想入非非，有始无终，做事效率低；

冲动任性，无法安静，情绪不稳定，自控力差，喜欢插嘴，干扰他人的活动；

上课时小动作多，如玩铅笔、切橡皮、乱画课本、撕书；

行为不顾忌后果，不遵守规章制度，不听老师、家长的指示，不遵守秩序；

容易分心散漫，丢三落四，自理能力差，缺乏组织能力，自信心不足；

做作业速度慢、学习成绩差等。

现代对专注力的定义：专注力又称注意力，指一个人专心于某一事物或活动时的心理状态，是视觉、听觉、触觉、嗅觉和味觉五大信息通道对客观事物的关注能力。

注意力包括被动注意（又称不随意注意）和主动注意（又称随意注

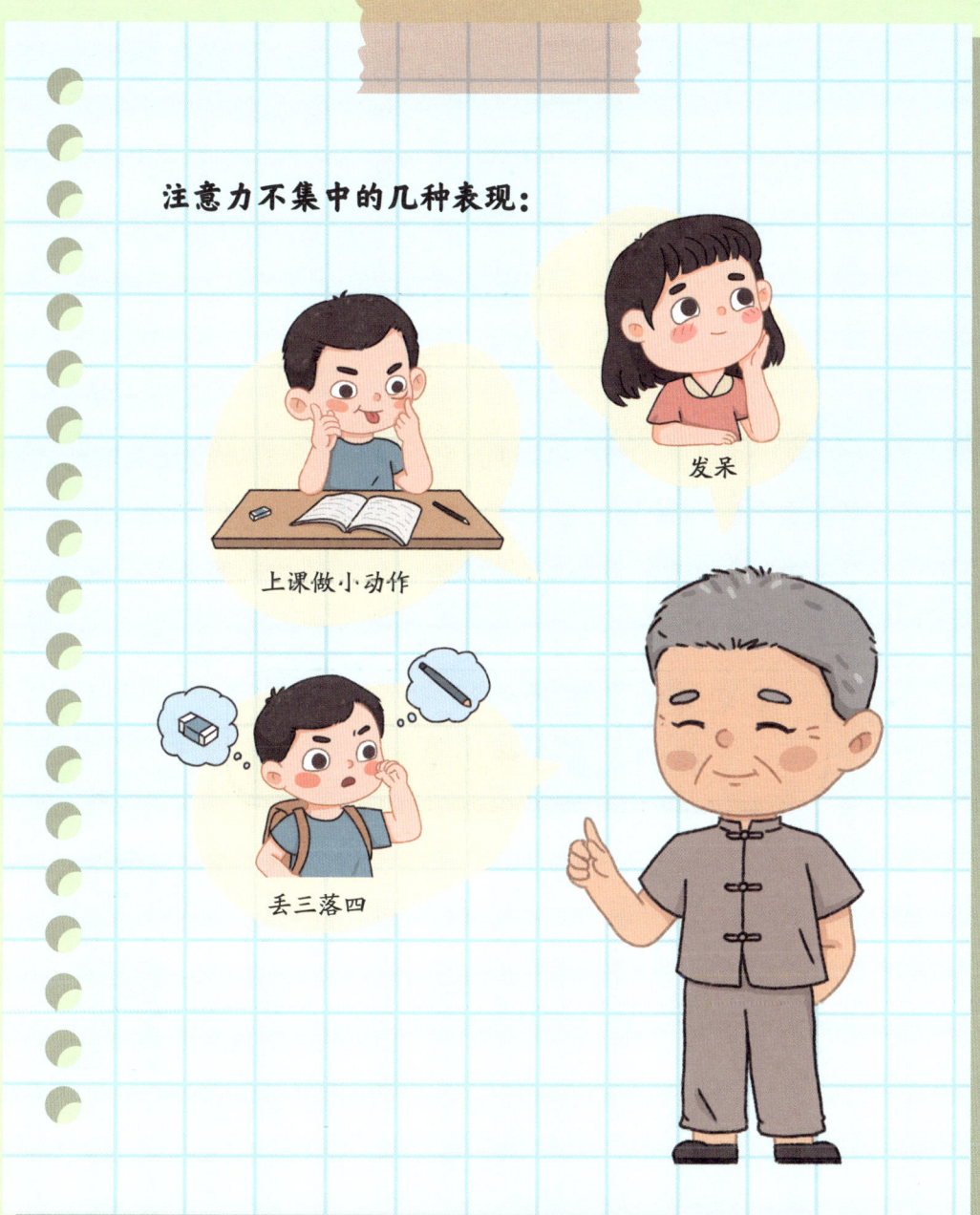

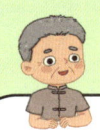

意），主要分为视觉主动、被动注意，听觉主动、被动注意，触觉主动、被动意识。

注意力是记忆力的基础，记忆力是注意力的结果。没有良好的注意力就没有良好的记忆力，良好的记忆力是建立在良好的注意力基础上的。

注意力是影响 智力发育的五个基本因素 之一，是记忆力、观察力、想象力、思维力的准备状态，是一切学习的基础。

孩子学习或做作业时注意力不集中，学习效率不高，成绩上不去甚至下降，老师和家长往往认为是孩子贪玩、讲小话、打瞌睡、不听话，似乎注意力只专注在自己喜欢的事物上，如玩游戏、与同伴玩耍等。

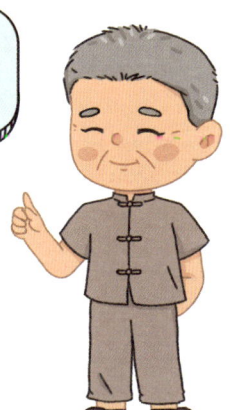

事实真的是这样吗？我们来看看什么是注意力

注意力是人进行活动的心理状态，是先天就有的，经过后天的培养和训练可以提高。

注意力是大范围的形态，并没有很明确的指向性和社会功能。

注意力没有好坏之分，只有强弱之分。

古人眼里的注意力

古人认为一年四季的不同气候也会影响人的注意力,有民间谚语:"春困秋乏夏打盹,睡不醒的冬三月。"

唐朝诗人孟浩然的《春晓》中有这样的诗句:"春眠不觉晓,处处闻啼鸟。"到了春季,人会睡到被鸟儿叫醒。

人如果依照周而复始的日月更替规律改善生活方式,就能保持充沛的体力、旺盛的精力,从而提高注意力。

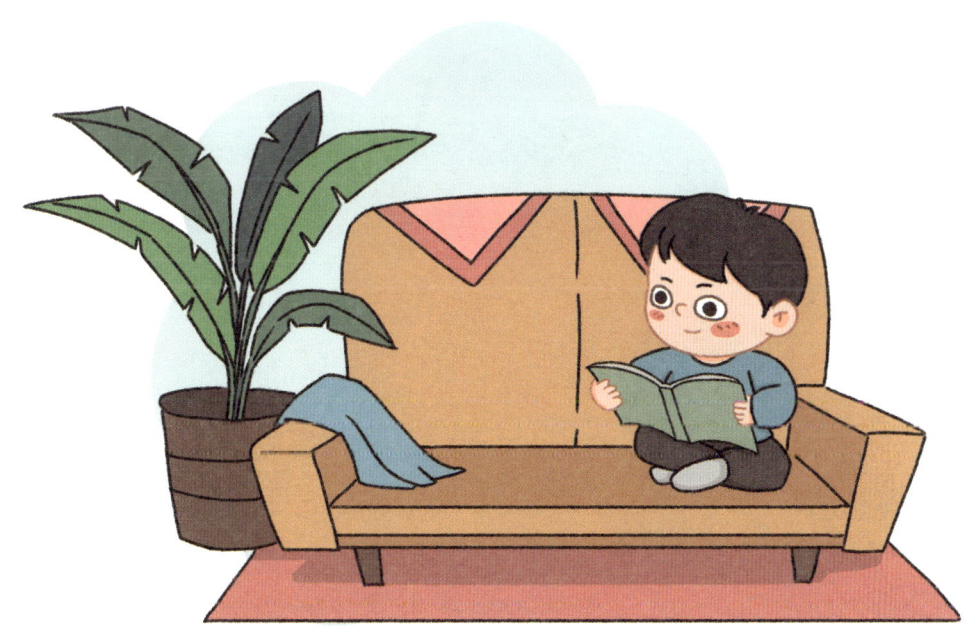

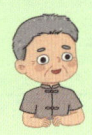

02. 意志力

意志力是一种精神力，一种自我调节、克服困难、坚持不懈的品质。

意志力薄弱的直接表现就是没有坚持力，做事三分钟热度。意志力薄弱的人无论是在学习、工作还是生活方面，一般都难有大的建树。

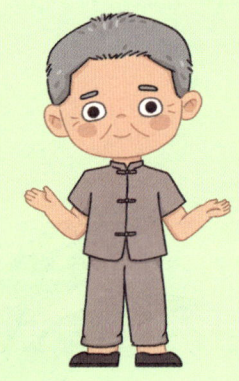

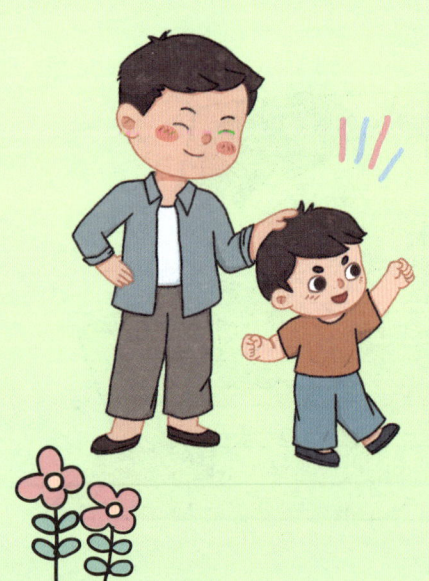

想要提高意志力，更好地坚持做好一件事，可以将大的目标或任务拆分成一个个阶段性的小目标、小任务。这样做既可以减轻行动的压力、提高行动力，同时也可以让自己更容易坚持下去，因为每完成一小部分都会让我们觉得自己取得了进步，很有成就感，能品味到成功的喜悦，增强自信心。

尝试着让目标任务变得有趣

比如读书学习，不一定非要读书，还可以听书，既可以保护视力，又可以放松心情。

再比如锻炼身体，可以把完成目标的过程当成一个游戏，每坚持一段时间，或达成一个小目标之后，就给自己一些奖励，奖励可以是物质方面的，也可以是精神方面的，比如旅游、娱乐等。这样一来，目标任务也会变得更加有趣，人们也能更好地坚持。

想办法提高做事的效率

在达成目标的过程中，多想想有没有更好的方法，能不能寻求到一些帮助。比如读书学习，如果读书效率低，让你觉得很难、很有挑战，通常你会很难坚持读书。这时就需要寻找一些可以帮助你提升阅读能力和学习效率的方法，及时调整自己的状态。

对于所有人而言，无论是身体还是大脑，都需要休息和放松，当你的精神状态不好时，很难做到坚持，这时要学会及时地调整一下，比如和朋友聊聊天、散步、冥想、听音乐、看电影、品美食等，都可以让身体重新"充电"，获得新的能量。

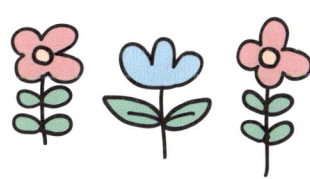

03. 自控力

> 自控力指自我控制的能力，即一个人控制自身的冲动、感情、欲望，面对一些事物、突发事件、感情问题进行自我控制的能力。

广义的自控力指对自己周围的事件、对自己生活和事业的控制感，它是支配自我的一种能力。你能否决定自己成功或者失败？你能否支配你的人际关系？你能否支配你的人生走向？

自控力，主要体现在"控"字上，它区别于"自制力"，两者却又密不可分。自控，可以理解为自我控制，即对外界诱惑及自身行为习惯的一种控制。

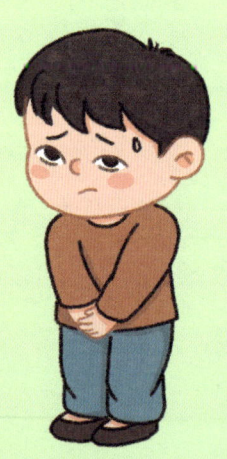

缺乏自控力，就不会形成良好的行为习惯，极端情况下会因为抵挡不住外界诱惑，走上犯罪道路。自我控制，通过调节自我的心态，增强自我的意志力来提高。

自控力是一个人成熟度的体现，没有自控力，就没有好的习惯。

没有好的习惯，就很难拥有好的人生。成功的人大多是自控力很强的人。

每个人都具有理性和感性，自控力强往往是在自己理性的时候，而不想控制自己往往是在感性的时候，所以用理性的目标不能解决感性的问题。没有人能够完全避免，只能改善和完善。

提高自控力首先不要有压迫自己的感觉，试着在生活中找一些自己感兴趣的事情去做，比如放松，有利于调整自身感性和理性的平衡。再为自己制定一些小计划，难度不要太高，但一定要完成，完成不了就要找原因。在这个过程中养成记笔记的习惯，当发现自己自控力减弱的时候看一看笔记，对于调节自身情绪和改善自控能力大有裨益。

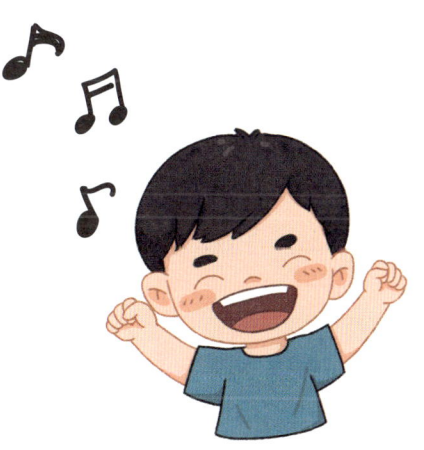

04. 专注力

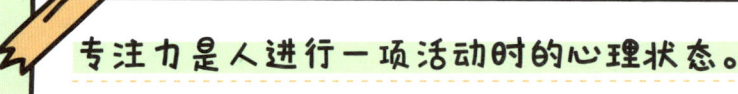

专注力是人进行一项活动时的心理状态。

这个活动可以是静态的，也可以是动态的；可以是有趣的，也可以是枯燥的；可以是对人的，也可以是对物的。

专注力是认知活动的动力。认知活动包括听知觉、视知觉、记忆、思维、想象、执行、反馈等活动。认知活动得以顺利开展的推动力正是专注力。

很多人会把专注力理解为人的一种态度，也有人把它理解为单独的一项能力，其实这些理解都有其片面性。

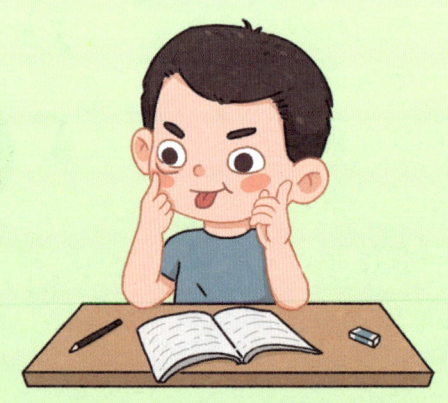

05. 影响专注力的因素

事物本身对我们的吸引程度

人们对感兴趣的东西保持持久的注意力，就是有很好的专注力。

人们在活动的过程中不能保持专注，其中很大的原因就是活动本身对人们的吸引力不大。比如孩子在学习中不专注，不爱学习，记性不好（也可能包含记忆策略不当），很可能就是由于他们的学习动力不足，学习对于他们的吸引力不大造成的，而这就需要去改善他们的学习动机。

互动专注力，也称为自身与他人互动中的联结能力。

对于自己的孩子，很多家长都有这样或那样的困惑：

- ☑ 我的孩子做作业的时候总是发呆，也不知道他到底在想什么。
- ☑ 我的孩子在学校就不专心听讲，回家以后问他上课的内容，他一问三不知。
- ☑ 我在叫孩子的时候，他总是选择性地理我或者不理我，这是怎么回事啊？

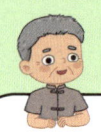

有的孩子在家很活泼,可是在外面就不乐意和人交流;有的孩子还表现出较差的规则感。这种规则感跟孩子本身的自我意识发展(即规则意识)有较大的关系。

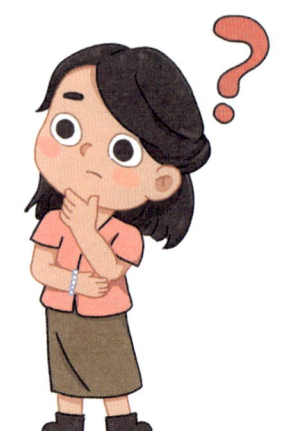

小孩子到 4 岁左右就会发展出一定的规则意识,会去配合他人的互动,到 7 岁一般就具备换位思考的能力。

造成这种互动专注力不足的原因,除了先天遗传可能会出现的自闭症、脑瘫等疾病外,绝大部分是后天环境造成的,比如非先天的自闭倾向和多动症,都是可以通过改善环境和进行互动训练得到改善的。

后天环境的影响包含众多方面,比如:

漠视型互动:

小孩子的需求长时间得不到回应。

多话型互动:

父母话非常多,经常爱唠叨,几句话就能说明白的事,硬是可以说半个小时,还很强势,小孩子连话都插不上。

缺失型互动:

这样的情况很多,农村父母前往城市打工,孩子留给老人照顾;单亲家庭的孩子缺乏父亲或母亲的陪伴;父母感情不好经常迁怒于孩子等。

因社会发展或家庭变化的影响,很多小孩子在成长的过程中经常处于独自成长的模式,缺失了互动性的交流,到了学校根本就不知道怎么跟老师和同学互动，有的甚至连语言表达和理解能力都出了问题。

攻击型互动：

大多是因为父母的脾气不太好，孩子从小就生长在充满攻击性情绪的环境中。

约束型互动：

孩子对新鲜事物的好奇是他们的天性，但是父母打着保护他们的旗号，这不能碰，那不能玩，还伴随着吓唬。

高期望型互动：

父母总觉得孩子不够好，期望他能做得更好，小孩子为了赢得父母的喜爱，去适应父母的要求，甚至会用谎言去弥补，如果再加上批评、责备和比较，更是雪上加霜。

中心型互动：

生活中一切以孩子为中心，无比溺爱。这时我们可能就需要用互动训练来帮助孩子改善互动专注力了。

自身身体状态和情绪状态

身体状态包含感统能力，比方写作业慢、粗心、动来动去，写字丢笔少画，偏旁左右颠倒等，自身感统能力的发展不足是导致这些现象的一部分原因。

而情绪状态，包含小孩子对于家中长辈、老师等人产生的情绪，其

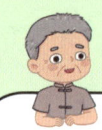

中有愤怒的情绪，也有恐惧的情绪，也包含小孩子的不自信、畏难、爱表现、夸张表达等。

意志力水平

不建议小孩子很小就去训练意志力。意志力训练一般用于成人或 12 岁以上的青少年，比方说冥想、静息、坚持做一件事情等。

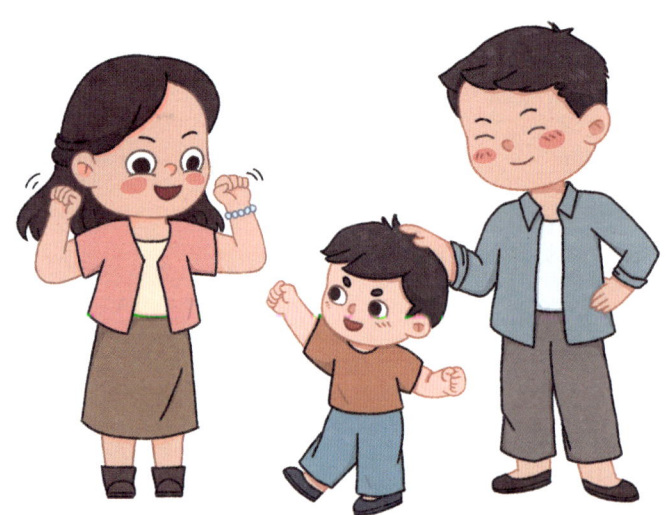

06.中医阴阳五行与人的关系

人们去医院做体检时，会有许多指标数据。许多人认为，只要体检的各项指标在正常范围内，我们就可以高枕无忧。

事实上并非如此，体检指标正常的人也会有很多的问题，比如容易感冒发烧、容易上火、容易疲倦、容易肥胖等，这说明体检指标的内涵和外延的范围是不够的，不足以概括大部分非正常状态。

孩子体检各项指标都正常的情况下，为何还会注意力不集中？

在古中医理论里，我们的祖先是从观察天地自然、日月星辰来了解自身的生存环境的。在古中医的眼里，人就是生存于天地自然之间的一个生命体，像其他动物一样，人类必须遵循自然规律才得以繁衍，通过顺应自然法则来顺利生存。

古人通过观察北斗七星来测定方向，通过观察太阳、月亮来划分白天和夜晚。古人还观察到木星最亮的时候就是春季，火星最亮的时候就是夏季，土星最亮的时候就是长夏（雨季），金星最亮的时候就是秋季，水星最亮的时候就是冬季。

古中医理论认为，如果五脏六腑都健康的话，人体是不容易生病的。人体所患上的大多数疾病都是因为五脏六腑中的一个或几个出了问题，影

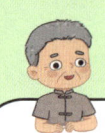

提高儿童专注力：中医爷爷有妙招 1

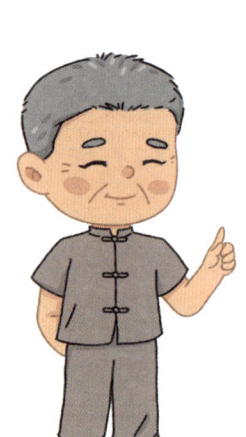

① 春季的时候风最大，风容易伤害我们的肝脏。

② 夏季的时候天气最热，炎热容易伤害我们的心脏。

③ 长夏季的时候最潮湿，湿气容易伤害我们的脾脏。

④ 秋季的时候最干燥，燥气容易伤害我们的肺脏。

⑤ 冬季的时候最寒冷，严寒容易伤害我们的肾脏。

响了人体的新陈代谢，就会出现各种不适或疾病。

五脏六腑有问题，那到底是什么问题呢？

在古中医的眼里，人体就是自然界的五季：春天的风、夏天的火、长夏的湿、秋天的燥和冬天的寒。

古中医眼里的疾病就是风、寒、暑、湿、燥、火，加上人体内的痰、饮、血、瘀。

因此，人体五脏六腑出现了问题，往往就是某一个或某几个脏腑里有风了、有寒了、有暑了、有湿了、有燥了、有火了，或者是身体内部有痰（黏稠的体液）、饮（多余的水液）、血（瘀血）、瘀（死亡细胞、废弃水液、多余脂肪等）的堆积了，这就是许多疾病的来源。只需要疏经通络，把这些多余的风、寒、暑、湿、燥、火、痰、饮、血、瘀代谢出体外，疾病就会离开身体，人体就能恢复健康。

看到这里，父母们应该知道了，当孩子调皮好动、发脾气、挑食、嗜睡、懒惰、困乏、容易感冒、手脚冰凉、喜冷贪凉、专注力不集中时，大人不应一味地责怪孩子，而是需要耐心细致地观察孩子的身体是不是有上面的几种情况发生。如果有，那么应该尽快帮助孩子摆脱疾病的困扰，让孩子身体恢复健康，之后再着手改善其他的情绪问题。

孩子摆脱风、寒、暑、湿、燥、火、痰、饮、血、瘀对身体的困扰后，困扰父母的各种缺点也可以得到显著改善，这将是古中医带给现代家庭的惊喜。

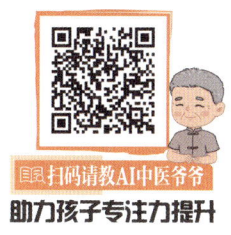

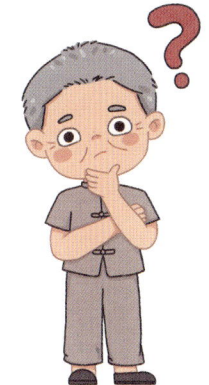

2 五颗行星与五季

01. 五季生克
02. 五星与五季
03. 五季循环时,五脏的反应
04. 顺应自然,物竞天择
05. 五脏生病的人是很难提高注意力的

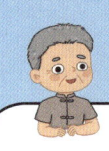

01. 五季生克

　　自古以来，人类发现春季的风很大，有助于种子的传播，草木、禾苗的生长；夏季骄阳似火，炎热的天气有助于植物的成长；长夏季的雨水，可以充分浇灌、滋润大地上的万物；秋季的肃杀收敛，有利于植物的成熟和收成；冬季的寒冷闭藏，有利于土地的休养和生物的收藏，以便来年的春生。

　　现代阳历记录的一年一度是四季更替，分别为"春、夏、秋、冬"。而在古中医典籍《黄帝内经》里，却将一年分为五个季节，因为古人发现天上的木、火、土、金、水五颗行星对地球的气候、环境、饮食都会产生影响，每一颗行星的影响都会有明显的季节变化，因此将一年分为五个季节，分别是春、夏、长夏（也叫季夏）、秋、冬五季。

　　古中医发现，肝脏和胆的生理功能跟春季相呼应；心脏和小肠的生理功能跟夏季相呼应；脾脏和胃的生理功能跟长夏季（雨季）相呼应；肺脏和大肠的生理功能跟秋季相呼应；肾脏和膀胱的生理功能跟冬季相呼应。

　　既然春季的风可以用秋季的肃杀、收敛来制约，夏季的火热可以用冬季的寒冷来制约，长夏季的湿气可以用春季的大风对流来制约，秋季的干燥可以用长夏季的水湿来缓解，冬季的寒冷可以用夏季的火热来缓解。智慧的祖先发现，肝脏的疾病可以通过调理肺脏来得到缓解，心脏的疾病可以通过调理肾脏来得到缓解，脾脏的疾病可以通过调理肝脏来得到缓解，肺脏的疾病可以通过调理心脏来得到缓解，肾脏的疾病可以通过调理脾脏来得到缓解。五脏的疾病如此调理，相对应的六腑也是如此。

这就是古中医的哲学思维，把人体当作一个整体，而不是割裂开来，找到人体五脏六腑中各个脏腑之间相互联系、相互制约的辩证关系，就可以达到事半功倍的调理效果，而不是"头疼医头，脚疼医脚"那样的局部思维。

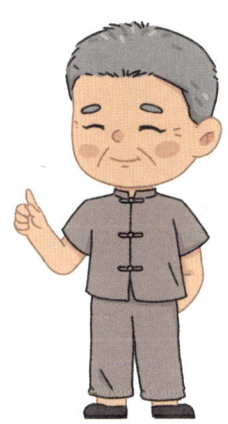

长夏一般是在夏秋之间，农历六月初到七月初的这段时间就是长夏。长夏是一年之中最热的时候，不过这种热和一般夏季的热有所区别，因为长夏季正当雨季，炎热加上下雨，导致长夏最典型的特征就是湿热。

02. 五星与五季

> 在古代，人们以为地球是世界的中心，太阳、月亮、木、火、土、金、水五颗行星都是围绕地球旋转的，就把五颗行星称为五行。

每年春、夏、长夏、秋、冬五季周而复始地更替，在一年当中：

夜空中木星最明亮的时候，就是春季到了。这个季节刮东风，风比较大，绿色、青色植物生长、成熟，带毛的动物繁衍、生长。

夜空中火星最明亮的时候，就是夏季到了。这个季节南风和煦，气候炎热，红色、赤色植物生长、成熟，有翅膀的动物繁衍、生长。

夜空中土星最明亮的时候，就是长夏到了。这个季节的气候雨水最多，黄色、土色植物生长、成熟，生活在土里的动物繁衍、生长。

夜空中金星最明亮的时候，就是秋季到了。这个季节的气候最干燥，秋风扫落叶，白色植物生长、成熟，带甲壳的动物繁衍、生长。

夜空中水星最明亮的时候，就是冬季到了。这个季节的气候最寒冷，北风呼啸，黑色植物生长、成熟，带鳞的动物繁衍、生长。

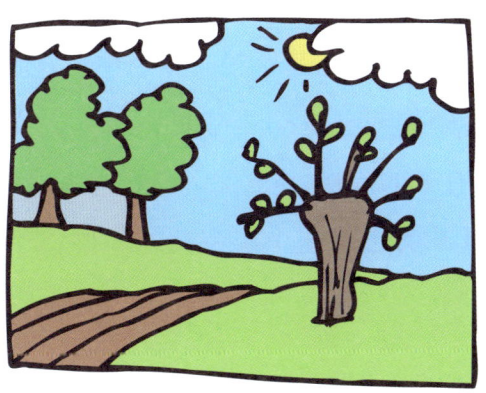
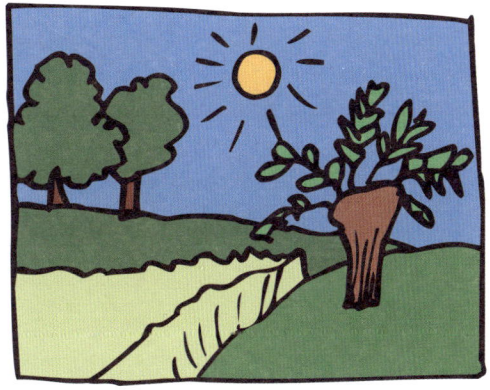
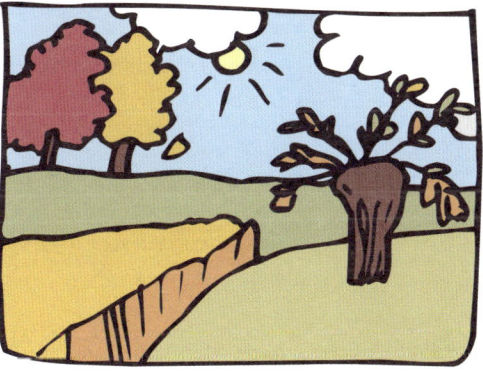
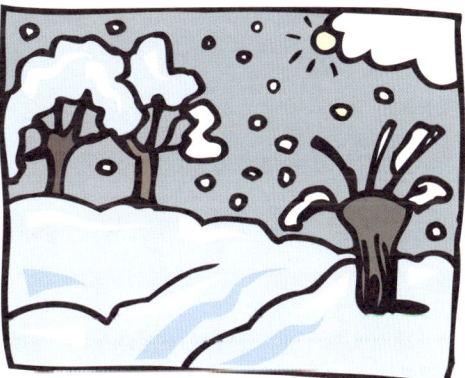

2

五颗行星与五季

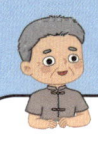

03. 五季循环时，五脏的反应

每年春、夏、长夏、秋、冬五季周而复始地更替，在一年当中：

夜空中木星最明亮的时候，就是春季到了。这个季节风比较大。人们容易患上眩晕、善怒、两肋胀痛等跟肝有关的疾病。

夜空中火星最明亮的时候，就是夏季到了。这个季节南风和煦，气候炎热，人们容易患上咽喉肿痛、牙龈肿痛、口腔溃疡、便秘、热咳等跟心脏有关的疾病。

夜空中土星最明亮的时候，就是长夏到了。这个季节的气候雨水最多。人们容易患上体沉身困、不思饮食、消化不良、腹泻等跟脾胃有关的疾病。

夜空中金星最明亮的时候，就是秋季到了。这个季节的气候最干燥，秋风萧瑟。人们容易患上咳喘、过敏性鼻炎、肺燥咳嗽等跟肺有关的疾病。

夜空中水星最明亮的时候，就是冬季到了。这个季节的气候最寒冷，北风呼啸。人们容易患上腰酸背痛、颈椎病、椎间盘突出等跟肾有关的疾病。

04. 顺应自然，物竞天择

《黄帝内经·素问》中的"四气调神大论篇"中有记载：

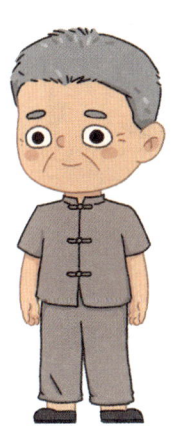

春天的三个月，是草木发芽、枝叶舒展的季节。在这一季节里，天地一同焕发生机，万物欣欣向荣。人应当早睡早起，多到室外散步；散步时解开头发，伸展伸展腰体，使情志宣发舒畅。天地使万物焕发生机的时候一定不要去扼杀，赋予万物焕发生机的权利一定不要去剥夺，勉励万物焕发生机的行为一定不要去破坏。这是顺应春气、养护人体生机的法则。违背这一法则，就会伤害肝气，到了夏天，还会因为身体虚寒而出现病变。之所以如此，是由于春天生机不旺，以致供给身体在夏天生长时所需的正气缺少的缘故。

夏天的三个月，是万物繁盛壮美的季节。在这一季节里，天地之气已经完全交会，万物开始开花结实。人应当早睡早起，不要对天长炎热感到厌倦，要使情绪平和不躁，使气色焕发光彩，使体内的阳气自然得到宣散，就像把愉快的心情表现于外一样。这是顺应夏气，保护身体机能旺盛滋长的法则。违背了这一法则,就会伤害心气,到了秋天又易滋生疟疾。究其原因,则是由于身体在夏天未能得到充分长养,以致供给秋天的收敛之力少而不足的缘故。到了冬天,还会导致别的疾病发生。

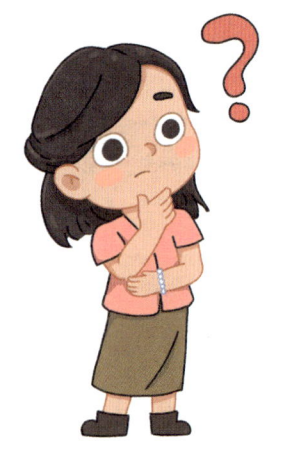

秋天的三个月,是万物果实饱满、达到成熟的季节。在这一季节里,天气清肃,其风劲急,草木凋零,大地明净。人应当早睡早起。使情志安定平静,用以缓冲深秋的肃杀之气对人的影响;收敛此前向外宣散的神气,以使人体能适应秋气并达到相互平衡;不要让情志向外宣泄,用以使肺气保持清肃。这是顺应秋气、养护人体收敛机能的法则,违背了这一法则就会伤害肺气。究其原因,是由于身体的收敛机能在秋天未能得到应有的养护,以致供给冬天的闭藏之力少而不足的缘故。

冬天的三个月,是万物生机闭藏的季节。在这一季节里,水面结冰,大地冻裂,所以人不要扰动阳气,要早睡晚起,一定要等到日光出现再起床;使情志就像军队埋伏、就像鱼鸟深藏、就像人有隐私、就像心有所获等一样;还要远离严寒之地,靠近温暖之所,不要让肌肤出汗而使阳气大量丧失。这是顺应冬气、养护人体闭藏机能的法则。违背这一法则,就会伤害肾气,到了春天还会导致四肢痿弱逆冷的病症。究其原因,是由于身体的闭藏机能在冬天未能得到应有的养护,以致供给春天时焕发生机的能量少而不足的缘故。

天气能够清爽洁净、一片光明，是上天所具的化生万物之道藏而不露并健运不息、永不衰减的缘故。如果天上阴霾笼罩、晦暗不清，日月就不能提供光明。在这样的时节，邪气就会侵入人的孔窍而造成疾病。如果天上的阳气闭塞不通，地上的阴气不能萌发上腾，云雾不能消散而使天空放晴，那么天上下应地气的甘露就不会降下，天地阴阳的交感就不会发生，万物的生机也就因此而不能延续下去了。万物的生机不能延续，即使高大的树木也会大量枯死。有害于万物生长的恶劣气候不能终止，风雨不能按时到来，甘露不能降下，草木就会凋零枯萎而不能繁茂。邪风频频刮来，暴雨屡屡突降，天地阴阳、四季之气不能相互保持协调，同时又大大背离正常规律，那么万物将活不到各自寿命的半数就会死亡。只有懂得养生之道的圣人能够适应四季阴阳的变化，所以他们的身体少有大病。要是万物都能像圣人一样不背离养生之道，能够适应四季阴阳的变化，它们的生气就不会枯竭。

违背了春天的时令规律，人体的少阳之气就不能焕发生机，肝气就会因此内郁而引起病变；违背了夏天的时令规律，人体的太阳之气就不能旺盛滋长，心气就会因此内空而出现虚寒；违背了秋天的时令规律，人体的少阴之气就不能起到收敛的作用，肺气就会因此枯萎而导致肺部胀满；违背了冬天的时令规律，人体的太阴之气就不能起到闭藏的作用，肾气就会因此失常而发生泄泻。

四季的阴阳变化，是万物生发、滋长、收敛、闭藏的根本。懂得养生的圣人在春夏二季摄养阳气、在秋冬二季保养阴精，就是为了适应养生

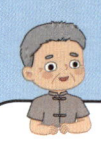

的根本规律,所以能同万物在生发、滋长、收敛、闭藏这些方面保持一致。违背了养生之道的根本规律,就会摧残人体的本元、毁坏人的身体。所以四季的阴阳变化,是万物的起点与终点,是生死的根本。违背了它,灾祸就会产生;而适应它,就不会患上重病。懂得了这些,就可以说是掌握了养生之道。养生之道,圣人遵行它,愚蠢的人们违背它。顺应四季的阴阳变化,人就能生存;违背四季的阴阳变化,人就会患病;顺应四季的阴阳变化,人体就能保持功能正常;违背四季的阴阳变化,人体就会功能紊乱。把顺应四季的阴阳变化颠倒过来变成违背它而产生的病变,这叫"内格"。

因此圣人不是在生病之后才去治疗,而是在还没有生病的时候就进行预防;不是在身体的功能紊乱之后才去调理,而是在身体的功能还没有紊乱的时候就进行预防,说的就是这些道理。疾病已经生成才去用药物治疗,身体功能紊乱之后才去进行调理,就像是口渴了然后才去掘井、战斗已经开始了才去铸造武器一样,不是太晚了吗?

智慧的祖先谆谆告诫我们什么是天、地、自然规律,人们在年复一年的季节循环更替中如何顺天应人,如何与天、地、自然和谐共生,遵循客观规律,预防生病才是最好的办法。

05. 五脏生病的人是很难提高专注力的

从季节的变化对人体的影响我们知道了：人类作为地球上的一个物种，我们所有的生活状态、健康状态、心情变化等都受到自然规律的制约和影响，当然我们的注意力、专注力也会受到季节变化的制约与影响。

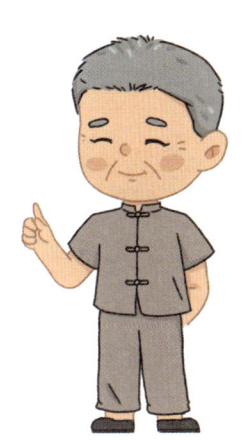

民间谚语有"春困、秋乏、夏打盹"之说。

许多谚语和儿歌告诉人们季节对人体的影响，这些影响自然也会直接影响人的专注力。

在现实生活中，季节更替、气候变化对人的影响是不言而喻的，比如人们在春季容易坚持晨跑，到了夏季或冬季就不容易坚持，因为夏天太热、冬天太冷；又比如夏季游泳可以让人舒适凉爽，可到了寒冷的冬季，再坚持冬泳就不容易了。

有过敏性鼻炎的人，春季受到花粉刺激就容易发作。

容易上火的人，夏季就不敢吃辛辣燥热的食物。

肠胃功能比较弱的人，在长夏（雨季）就容易不思饮食、消化不良。

呼吸道功能弱或有过敏性皮炎的人，在秋季就容易发病。

手脚冰凉的人，到了冬季就容易发烧、感冒，风湿性关节炎容易

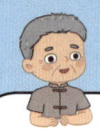

发作。

《黄帝内经》将一年分为五季,以对应木、火、土、金、水五颗行星的运动规律。阳历的四季分别指春、夏、秋、冬,古中医里根据气候的区别,多分出了一个季节,叫长夏。长夏一般是在夏秋之间,农历六月这段时间就是长夏。这也是一年之中最热的时候,不过这个热和一般夏季的热有所区别,长夏最典型的就是湿热,容易下大雨。所以五季分别是春、夏、长夏、秋、冬。

生病的人是很难提高专注力的,他的注意力不由自主地集中在疾病或康复方面,只有顺天应人,保持良好的身体状态,才可能约束身体把注意力或专注力集中到自己希望的方向或目标上来。

适者生存、物竞天择,本来就是地球物种生存繁衍的客观规律,顺天应人、天地人和谐共生就是中华文化五千多年文明和智慧的结晶。

春季祛风疏肝,夏季去火清心,长夏除湿健脾,秋季宣肺润燥,冬季温阳御寒,这是古人顺应自然规律、适应自然变化以换取健康生活的宝贵经验。

适应季节更替和气候的不同变化,让身体在各个季节都能保持最好的健康状态,这是提高专注力的客观保障。

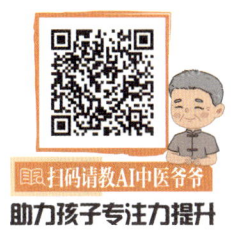
扫码请教AI中医爷爷
助力孩子专注力提升

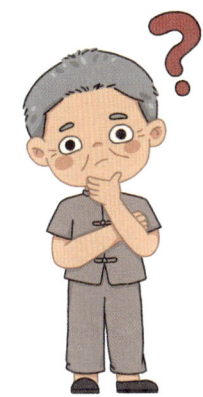

3 五志与五脏

01. 皮之不存，毛将焉附？
02. 环境的重要性不可忽视
03. "不能让孩子输在起跑线上"实乃谬论！
04. 如何观察孩子的情绪是否健康？
05. 疏通经络是提高专注力的灵丹妙药

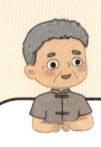

01. 皮之不存，毛将焉附？

家长习惯于指责孩子注意力不集中，其实大人也常常会在各种场合出现注意力不集中的现象。

人与动物的区别就是人有思想、会思考，有情志、会调节。中华优秀传统文化具有朴素的唯物主义内涵，认为所有的情志、情绪、心情都依附于身体，没有身体这个基础，就谈不上思想、情绪等。反之，情绪、心理等出现问题，也有可能是生理出问题了，也就是身体五脏六腑各自的功能或相互依存、相互制约、和谐循环的功能出现问题所致。

人类属于高级动物，本身具有动物的基本习性，饿了要吃饭，渴了要喝水，困了要睡觉，内急要上厕所，所有这些习性都是不以人的意志为转移的。

在我们指责孩子不专心学习时，我们是否想过孩子注意力不集中并不是心理问题，而有可能是生理问题。

同样努力的孩子有的成绩好，有的成绩不好；同样不专心的孩子有的成绩好，有的成绩不好。有的孩子已经很努力了，几乎所有的时间都花在学习上，可是成绩还是不见提高。正如体育竞技场上所有的运动员都在拼搏，可成绩总是有高有低。

由此可见这一切并不都是心理或思想的问题，有可能是身体状态或个体体质出现了问题。

有一句成语出自《左传·僖公十四年》："皮之不存，毛将焉附"，充分说明了人类所有的思想活动、精神意识，都必须依附在自身身体上。

而身体状态的差异、个人体质的区别，就会导致个体精神状态、专注力的不同，单纯给予压力、严格要求只会对孩子的身体和精神造成伤害，大多达不到家长的期望值。

从观察孩子的情绪可以最早发现其脏腑的"未病"。

有一个词语可以准确地描述专注力，那就是"聚精会神"。

城市的孩子学习或完成家庭作业时不能集中精力，我们可以认为是物质条件太丰富，对孩子的诱惑太多，造成孩子容易分心。可乡村的孩子学习条件有限，家庭的物质条件也没有城里孩子这么丰富，外部的诱惑少了许多，可学习时也同样注意力不集中，那这又是为什么呢？

在古中医里，精是藏在肾脏里的，神是藏在心脏里的。

古中医有"阴血阳气"之说，血为阴，气为阳。

明代大医学家张景岳曾言："阴阳不可见，寒热可见。"在人体中，阴对应寒，阳对应热。

心气虚则生悲，意指心脏热量不足，易引发悲哀情绪；肾气虚则致厥，即肾脏阳气匮乏，可能导致昏厥、气闭、手足冰凉及挫败感。

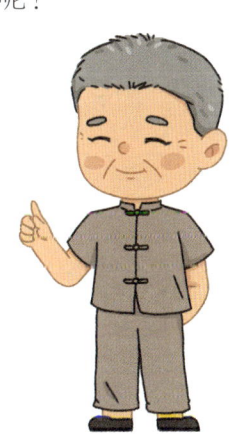

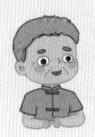

> 在《黄帝内经·灵枢》里的"本神篇",是这样描述精与神的:"心藏脉,脉舍神,心气虚则悲,实则笑不休;肾藏精,精舍志,肾气虚则厥,实则胀,五脏不安。"
>
> 心脏强壮就会神清气爽,肾脏强壮才能精力充沛,神清气爽、精力充沛才可能聚精会神。

因此,除个性、爱好等先天因素外,首先应关注孩子的身体状况。若孩子存在心气虚或肾气虚的情形,单纯依靠训练、培养、开导及严格要求,难以有效提升其专注力。正如人若腹不饥,无论如何劝导,亦无进食之欲;而饥饿之时,无须多言,自然食欲大增,甚至狼吞虎咽、过量饮食。

02.环境的重要性不可忽视

除了自身身体因素以外，周边环境因素对孩子的影响也是不可忽视的。

比如孩子与同学的关系、孩子与老师的关系、孩子与家庭的关系等，都会对孩子的喜、怒、忧、思、恐、伤、悲等情志产生不同的影响。

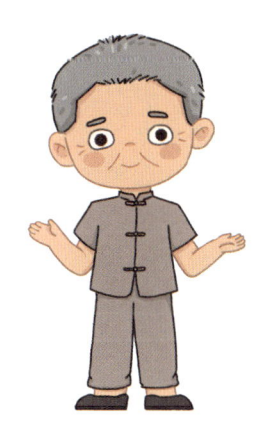

孩子成绩好，经常受到表扬，就会让孩子在喜悦中增加对待学习和完成作业的专注力，从而获得持续的激励。

反之，如果孩子成绩不理想，经常感到沮丧，就会产生消极、害怕甚至厌学心理，会尽量想办法回避这种环境，如上课不专心听讲、做作业拖沓、不愿意做作业等。

同学或小伙伴相互之间的交往也会影响孩子的心理活动，进而影响其专注力。

家庭关系和谐的环境有利于促进孩子的心理健康，孩子能够保持阳光向上的思想情绪。反之，家庭生活中孩子身边的一众长辈对孩子过于宠爱或过于严厉；父母感情不好，经常当着孩子的面吵架等行为，更会严重伤害孩子正常的心理活动，导致孩子胆小、懒惰、调皮、叛逆期提前或延后、不合群等，这些不良情绪对孩子的专注力会产生严重的负面影响。

因此，为孩子创造轻松、愉快、良性的交往环境是非常重要的。

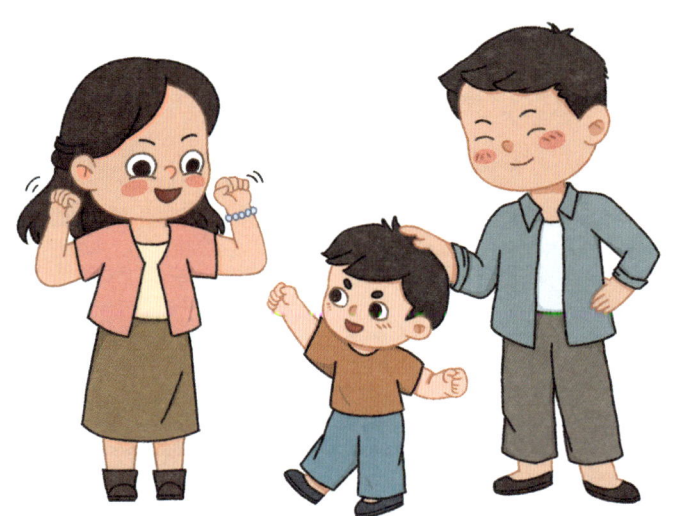

03．"不能让孩子输在起跑线上"实乃谬论！

回望奥运会、亚运会、全运会乃至学校运动会的田径赛场，起跑线上蓄势待发的选手们，皆是历经刻苦训练、持之以恒与顽强拼搏的佼佼者。然而，每场比赛落幕，总有冠军与殿军之分。并非每位刻苦训练者都能成为姚明、刘翔或谷爱凌，即便是最优秀的教练，也曾培养出成绩平平的选手；最杰出的教师，也教过资质一般的学生。

在现代教育的浪潮下，孩子犹如置身千军万马过独木桥的激烈竞争中，在家长与老师的殷切期望和督促下，全力冲刺，努力朝着理想的学业阶段迈进，期望以此为基石，去构建美好的人生，追寻自己的理想生活。

古语有云："宁为鸡头，不为牛尾。"这句话体现出一种选择倾向，即人们更愿意在相对普通的环境中成为佼佼者，充分施展自身才华，实现个人价值，而非在顶尖环境中被埋没。实际上，无论身处何种教育环境，都有其独特的机遇与挑战。顶尖学府并非处处坦途，也会有挫折失意者；普通学府同样蕴藏潜力，能培育出众多逐梦路上的追光者。

以云南华坪女子中学张桂梅校长为例，在艰苦的条件下，她数十年如一日地坚守与付出，让千余名农村山区女孩重返校园。她不仅点亮了这些

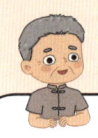

女孩求知的灯火,更为她们插上了逐梦的翅膀,助力她们朝着自己的人生理想奋力翱翔。

我身边有一位阳光男孩,中考时选择普通高中而非顶尖高中,在父母支持下,他不仅在学业上保持全校前列,还担任学生会主席,加入管弦乐队。最终,他考入全国重点大学,并继续深造,成为国家栋梁。而他初中时的同学,虽考入当地顶尖高中,却仅考入普通大学,未再深造。

相信孩子,相信自己,金子总会发光!别让那条虚幻的"起跑线",束缚了孩子未来的无限可能。

04. 如何观察孩子的情绪是否健康？

在日常生活中，我们如何观察孩子的情志与五脏的健康状况呢？

> 古中医认为，怒伤肝、喜伤心、思伤脾、悲伤肺、恐伤肾。

反过来观察则一目了然，如果孩子容易发怒，那可能就是肝脏有问题；如果孩子过度喜悦，经常没事嘻嘻笑，那可能就是心脏有问题；如果孩子喜欢独处、苦思冥想，那可能就是脾脏出了问题；如果孩子容易悲伤流泪，那可能就是肺脏有问题；如果孩子容易担惊受怕，那可能就是肾脏出了问题。

如果发现孩子注意力不集中的同时观察到孩子有上面这些明显的情绪变化，那就不能执意去苛求孩子，更不能指责、打骂，而应该尽早"治未病"，五脏六腑调理健康了，也就能还家长一个情志健康、专注力集中的孩子。

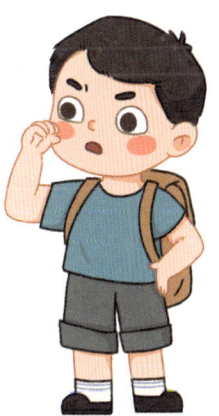

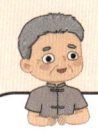

05.疏通经络是提高专注力的灵丹妙药

家长也可以学习一些中医医理,通过按揉穴位、疏经通络来为孩子驱邪祛疾,恢复健康。

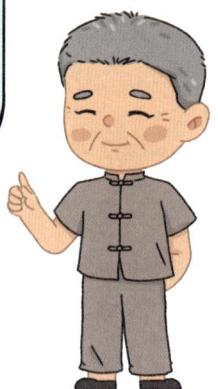

孩子容易发怒,那就为孩子按揉**太冲穴**。

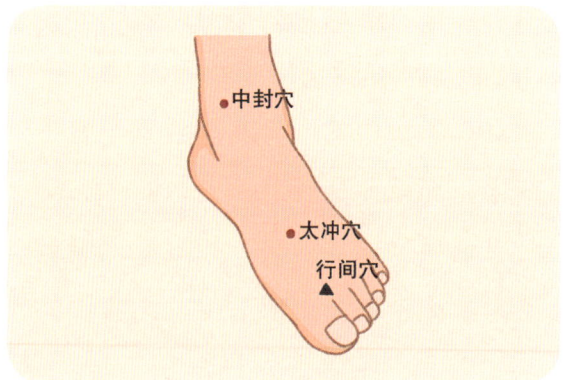

孩子容易没事偷着乐,那就为孩子按揉**神门穴**。

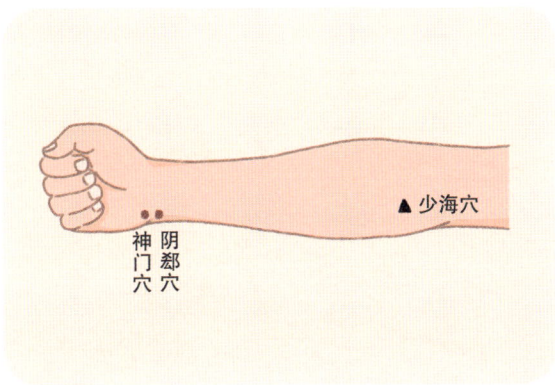

孩子容易悲伤流泪,那就为孩子按揉**尺泽穴**。

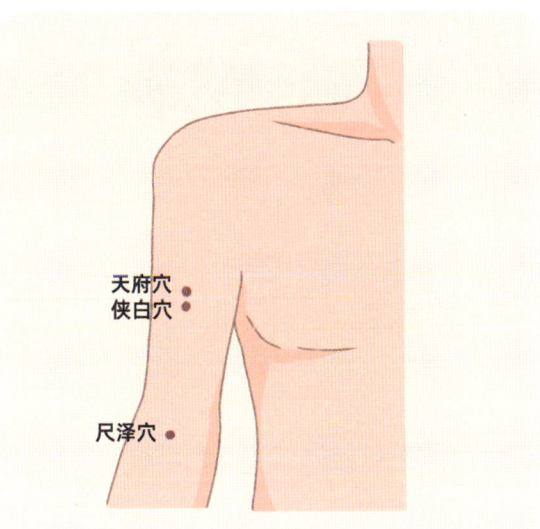

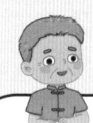

孩子喜欢冥思苦想，男孩就为他按揉**商丘穴**，女孩就为她按揉**三阴交穴**。

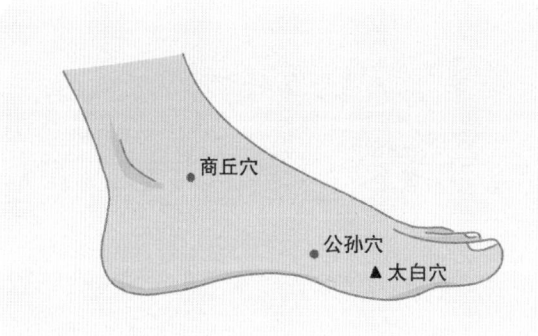

男孩

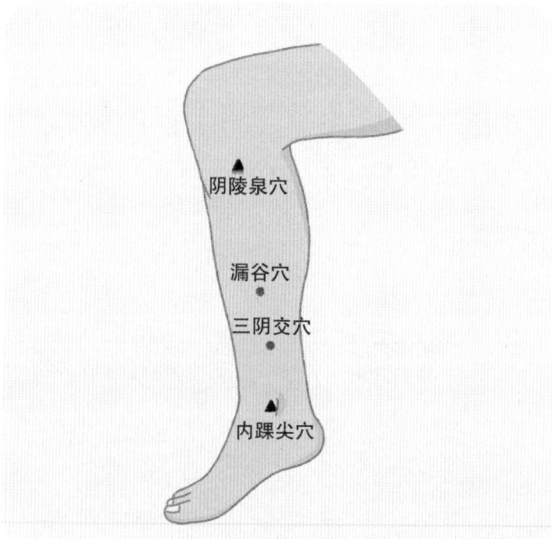

女孩

孩子容易害怕，那就为孩子按揉**涌泉穴**。

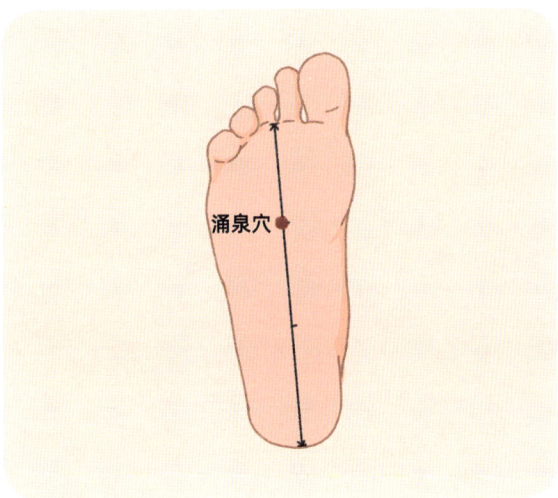

3 五志与五脏

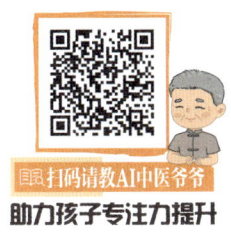
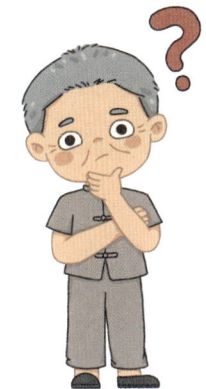

4 五色与五脏

01. 五脏与颜色
02. 情绪与脸色
03. 专注力与脸色

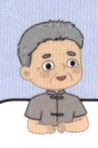

01. 五脏与颜色

我们每天睁开眼睛，就能看到自然界的五颜六色，看见世界的五彩缤纷。

赤橙黄绿青蓝紫，谁持彩练当空舞？

古中医通过长时间的观察与实践，发现绿色、青色、蓝色跟肝脏的关系比较密切；红色、粉色、紫红色跟心脏的关系比较密切；黄色、土黄色、橙色跟脾脏的关系比较密切；白色、雪白色、乳白色跟肺脏的关系比较密切；黑色、墨黑色、炭黑色跟肾脏的关系比较密切。

当人们在工作、学习之余，眺望窗外，看见绿色的植物、青色的草木、蔚蓝的天空，就会感到心旷神怡、心情舒畅，这是疏肝化瘀的结果。

当人们看见骄阳似火、熊熊烈火、红旗招展，就会感到心情激动、心潮澎湃，这是心火上扬的结果。

当人们看见金黄的田野、五谷丰登的大地，就会感到丰衣足食的喜悦，这是健脾和胃的结果。

当人们看见洁白的墙壁、雪白的冬景，就会感到肃穆、平静，这是宣肺理气的结果。

当人们置身漆黑的夜晚，熄灭房间的灯光，就会泛起困意，哈欠连连，这是肾脏提醒身体休息的结果。

智慧的祖先通过数千年的观察、积累，发现自然界的五种颜色跟人体的五脏有着密切的联系。

肝脏对青绿色的反应最为敏感，心脏对赤红色的反应最为敏感，脾脏对土黄色的反应最为敏感，肺脏对白色的反应最为敏感，肾脏对黑褐色的反应最为敏感。

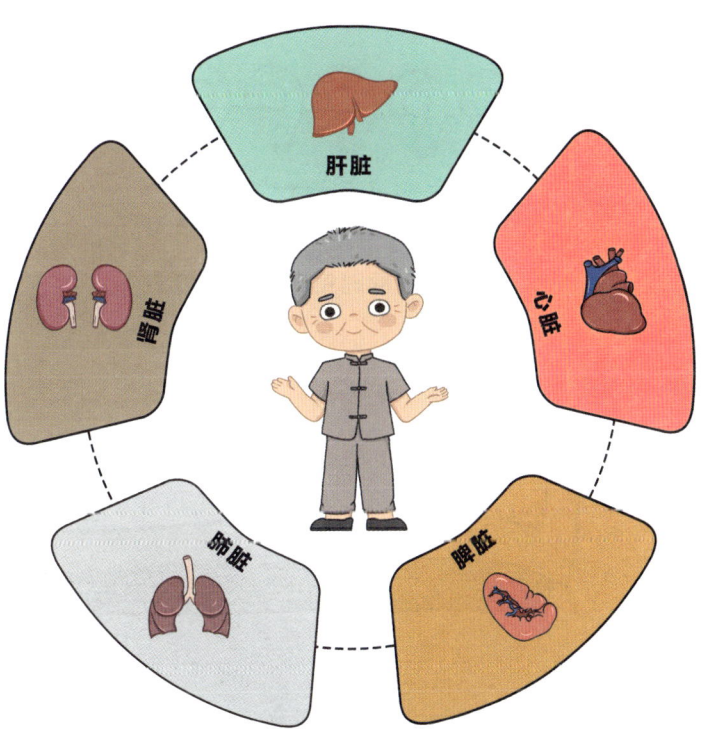

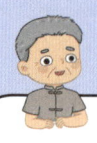

02. 情绪与脸色

古人发现人的五种情绪跟五脏有着密切的联系,"怒伤肝,喜伤心,思伤脾,悲伤肺,恐伤肾"。而五种情绪的变化又会让人脸部的颜色发生可观察到的变化。

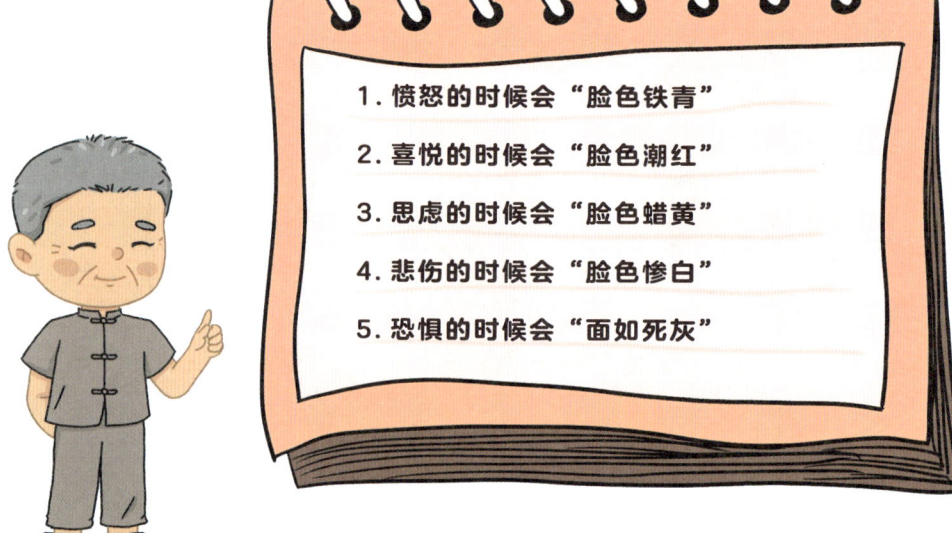

1. 愤怒的时候会"脸色铁青"
2. 喜悦的时候会"脸色潮红"
3. 思虑的时候会"脸色蜡黄"
4. 悲伤的时候会"脸色惨白"
5. 恐惧的时候会"面如死灰"

古中医理论中的"望而知之谓之神",是指通过观察面部颜色来获知五脏的健康状况。

在与孩子朝夕相处的平日里,家长也可以通过观察孩子面部颜色来判断孩子五脏是否健康,是否有隐形的疾病,也就是"治未病",并给予及早治疗。

古中医最早的脉诊方式就是"色脉诊",相传由神医扁鹊开创。通过观察人面部的颜色变化,可以发现五脏是否健康。

古中医发现脸色与五脏的关系是"青色入肝,赤色入心,黄色入脾,白色入肺,黑色入肾"。

也就是说古中医通过千百年的悉心观察,发现当人体五脏有疾病发生时,脸部颜色会发生显著的变化。反之,当人体脸部颜色发生明显变化时,这就是人体五脏发出的求救信号。

4 五色与五脏

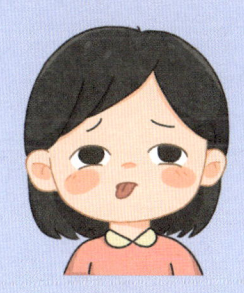

如果脸色发青,那就说明肝脏或许出现问题了。"青色入肝",有病气进入肝脏,占据了肝脏里面的空间,把肝脏里的青色"挤"了出去,所以青色就跑到脸上来了。如果持续时间长,孩子就容易焦虑、烦躁、抑郁,情绪上表现出不耐烦、生气、发火。

如果脸色发红,就说明心脏或许出现问题了。"赤色入心",有病气进入心脏,占据了心脏里面的空间,把心脏里的红色"挤"了出去,所以红色就跑

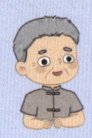

到脸上来了。孩子容易上火、长痘、咽喉发炎，情绪上表现出易激动、静不下来。

如果脸色发黄，那就说明脾胃或许出现问题了。"黄色入脾"，有病气进入脾脏，占据了脾脏里面的空间，把脾脏里的黄色"挤"了出去，所以黄色就跑到脸上来了。孩子容易不思饮食、挑食、消化不良、便秘或拉肚子。情绪上表现出爱胡思乱想、总发呆。

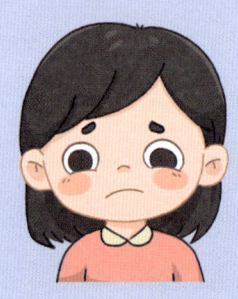

如果脸色发白，那就说明肺脏或许出现问题了。"白色入肺"，有病气进入肺脏，占据了肺脏里面的空间，把肺脏里的白色"挤"了出去，所以白色就跑到脸上来了。孩子容易感冒、咳嗽，易患过敏性鼻炎、过敏性皮炎。情绪上表现出悲观、灰心丧气。

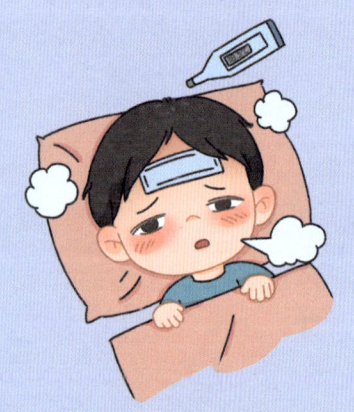

如果脸色发黑，那就是肾脏或许出现问题了。"黑色入肾"，有病气进入肾脏，占据了肾脏里面的空间，把肾脏里的黑色"挤"了出去，所以黑色就跑到脸上来了。孩子容易浑身无力，精力不集中。情绪上表现出易担心、害怕、不踏实。

03. 专注力与脸色

如果家长希望提高孩子的专注力，或是发现孩子最近一段时间注意力不集中，学习或做事的专注力有所下降，这时家长就应该至少花一个星期来仔细观察孩子面部颜色的变化。最好的观察时间是早上，经过一夜的休息，早晨的脸色最能够真实地反映五脏的健康状况。

- 如果发现一周以来孩子的脸色有些发青，那或许是肝脏出现问题了。
- 如果发现一周以来孩子的脸色有些发红，那或许是心脏出现问题了。
- 如果发现一周以来孩子的脸色有些发黄，那或许是脾胃出现问题了。
- 如果发现一周以来孩子的脸色有些发白，那或许是肺脏出现问题了。
- 如果发现一周以来孩子的脸色有些灰黑，那或许是肾脏出现问题了。

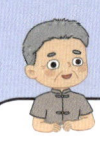

　　这个时候重要的不是去督促孩子如何提高专注力，而是应该帮助孩子尽快调理。

　　如果孩子脸色发青，日常饮食中可增加山楂、酸枣、金橘、菊花、玫瑰花、牛肉、猪肝、鸭血等，以辅助疏肝理气、消积解郁。

　　如果孩子脸色发红，日常饮食中可增加苦瓜、苦菜、绿豆、薄荷等凉性食物，以辅助清热降火、清心安神。

　　如果孩子脸色发黄，日常饮食中可增加山楂、山药、小米、红薯、薏仁米、莲子、南瓜、猪肚、草鱼等，以辅助健脾养胃、补中益气。

　　如果孩子脸色发白，日常饮食中可增加萝卜、山药、芥菜、茴香、雪梨、银耳、百合等，以辅助宣肺理气、润燥化痰。

　　如果孩子脸色发灰发黑，日常饮食中可增加一些羊肉、牡蛎、虾仁、韭菜、山药、板栗、肉桂、黑芝麻等，以辅助温阳补肾、益气固元。

　　如果食疗一周后，孩子的情况没有改善，那就应该尽早送孩子就医。

　　西医的血、尿常规化验和B超、CT、心电图等检查方式可以帮助家长知道孩子的脏腑功能和血、尿指标是否正常，如果这些指标都正常而孩子的脸色还是有异常状况，那就建议可以尝试找中医进行诊疗。

　　因为西医无法知道气态疾病在体内的状况，如伤风、受寒、湿气重、肺燥、上火等，中医可以通过"望闻问切"四诊合参来发现并治疗气态疾病。

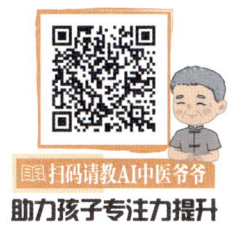

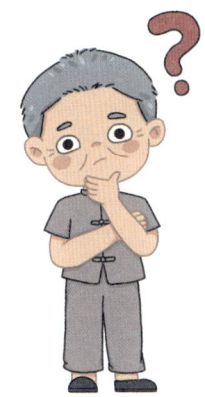

5 五味与五脏

01. 味觉与味道
02. 五脏与味道
03. 专注力与味觉

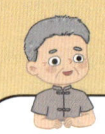

01. 味觉与味道

味觉是我们与生俱来的特殊功能，能够感知外部世界的各种味道。食物皆有其独特风味，即常说的酸、甜、苦、辣、咸。

古中医认为，食物与药物皆具四气五味。四气指寒、热、温、凉，而五味则包括酸、甘、苦、辛（辣）、咸。"四气五味"共同构成了中医理论中对食物与药物性质的分类。

食物与药物中的五味，对人体各有其独特的作用。同时，食物的五味、人体的五脏，与五行相呼应，通过阴阳（即日月变化）以及五颗行星间的相互依存与制约，形成了食物与药物对人体的具体功效与影响。

饮食的四气五味，能够进入不同脏腑，滋养五脏六腑。它们具有散、收、坚、软、缓、润、燥等多种功效，与五脏的生理、病理紧密相连。

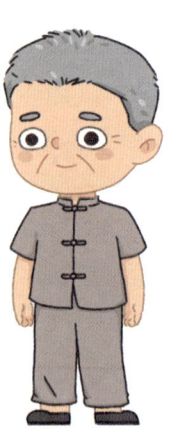

五味调和的饮食，是维持人体健康的宝贵资本，也是人体自我调节功能的重要体现。一旦违背这一规律，便可能导致疾病产生，破坏体内五脏六腑及各器官组织的阴阳平衡。

02. 五脏与味道

> 古中医发现五脏各主其味，**肝主酸、脾主甘、心主苦、肺主辛、肾主咸。**

肝虚血枯的人，喜欢酸味，因为酸能补肝。

脾虚的人，喜欢甘甜味，因为甘能补脾。

心火旺的人，喜欢苦味，因为苦能泻火。

肺虚有寒的人，喜欢辛味（如辣椒、生姜、大葱、花椒等），因为辛能宣肺祛寒。

肾虚的人，喜欢咸味，因为咸能滋肾益精。

《黄帝内经》指出，人体五脏常常会被不正常的饮食五味所伤。过量食用酸味，会使肝的功能亢进，因为肝木克脾土而导致脾气的衰竭；过量食用甜味，会使心气满闷，气逆作喘，颜面发黑，肾气失于平衡；过量食用苦味，会使脾气过燥而不濡润，从而使胃气呆滞；过量食用辛味，会使筋脉破坏，发生弛纵，精神受损；过量食用咸味，会使骨骼损伤，肌肉短缩，心气抑郁。

因此，谨慎地调和五味，可使骨骼强健、筋脉柔和、气血通畅、腠理致密，从而强健有力。

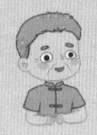

食物、药物中酸、甘、苦、辛、咸不同的味道，产生的作用也各不相同。酸味能收能涩，甘味能补能缓，苦味能泻能燥，辛味能散能行，咸味能软坚润下。

五味对五脏起着重要的滋养和协调作用，五味化生精血，方能形成人的有机整体。一般认为，心喜苦、肺喜辛、肝喜酸、脾喜甘、肾喜咸，五脏对五味各有特定的亲和性。掌握脏、味之间的这种关系，对于正确使用药疗及食养都具有重要意义。

人体生命活动的基石在于阴阳的对立互依与消长转化这一根本法则，正所谓"阴阳平衡，精神乃得安泰"。在阴阳的广阔范畴内，气禀阳性之质，味则归属阴性之列。其中，味之浓郁者被视为阴中之深沉，而味之淡薄者则为阴中之轻盈。进一步从五味的动态转化视角审视，辛甘之味犹如春日之阳，具有发散之功，归于阳；酸苦之味则似秋日之阴，主涌泄下行，归于阴；咸味同样引领涌泄之性，归于阴；而淡味则独树一帜，以其渗泄之能，展现出阳的特性。

巧妙地调和这五种味道，能够促使人体气血顺畅无阻，肌肉强健有力，骨骼坚韧挺拔，从而奠定长寿之基。由此可见，人体的生理构造与功能运作，与五味的微妙作用之间存在着千丝万缕的联系。

古中医凭借智慧，洞察到人体是一个动态平衡体，其中各脏腑相互制约、相互协同，既对立又统一，共同维系着机体的和谐稳态。然而，一旦饮食偏好失衡，五味对人体的作用便会偏离正轨，或是过度或是不足，进而引发脏腑功能的亢进或衰退，打破脏腑间原有的相互制约、对立统一的平衡格局，疾病便由此滋生。

与五季相对应的饮食又被称为五味，即甘、酸、苦、咸、辛。《黄帝内经》中有记载："肝主春，心主夏，脾主长夏，肺主秋，肾主冬。"

五脏与五味相对应，在不同的季节进补不同滋味的饮食，才是养生的最高境界。

春宜升补：春季阳气初生，大地复苏，万物生发向上，内应肝脏，应根据春季的特性，因势利导，应用桑叶、菊花、生姜等升散之品以充分调动人体的阳气，使气血调和。

夏宜清补：夏季炎热、火邪炽盛，万物繁茂，内应心脏，应根据夏令之时，人体脏腑气血旺盛的特点，采用金银花、荷叶、莲子等清淡、清热之品调节人体阴阳气血。

长夏宜淡补：长夏时值夏、秋之际，天热下降，低湿上蒸，湿热相缠，内应脾脏，应采用赤小豆、绿豆、藿香等淡渗之品，利湿健脾以达到气血生化有源。

秋宜凉补：秋季阳气收敛，阴气滋长，气候干燥，内应肺脏，此时五脏刚从夏季旺盛的代谢中舒缓过来，应采用百合、黑芝麻等滋阴生津之品，以调节夏季脏腑功能的失调。

冬宜温补：冬季天气寒冷，阳气深藏，内应肾脏，此时应根据冬季封藏的特点，以桂圆、核桃仁、阿胶等温补之品来滋补人体气血之不足，使脏腑的气血旺盛，适应自然界的变化。

03. 专注力与味觉

古中医理论中有"闻而知之谓之圣"的说法，就是指通过嗅、尝等途径来获知五脏的健康情况。

想要提高孩子的专注力或者当发现孩子的专注力下降时，除了要观察孩子的情志、情绪、面部颜色以外，还需要观察孩子对食物味道的偏爱，以此来帮助判断孩子身体脏腑的状况。

当孩子的饮食习惯偏向酸味的食物时，这可能反映出孩子的肝脏功能有所减弱，可以适量补充酸性食物来改善肝功能。这时候除了增加酸味食物以外，还可以帮助孩子按揉肝经上的"行间穴"来疏肝理气，改善肝脏功能。

当孩子的饮食习惯偏向苦味的食物时，这可能反映出孩子的心火比较旺，可以适量补充苦味的食物来清心降火。这时候除了增加苦味的食物以外，还可以帮助孩子按揉心经上的"少府穴"来清心降火。

当孩子的饮食习惯偏向甜味的食物时，这可能反映出孩子脾虚、脾胃功能下降，可以适量补充甘甜的食物来健脾和胃。这时候除了增加甘甜的食物以外，还可以帮助孩子按揉脾经上的"太白穴"来健脾和胃。

当孩子的饮食习惯偏向辛味的食物时，这可能反映出孩子的肺气虚，可以适量补充辛辣味的食物来宣肺理气。这时候除了增加辛味的食物以外，还可以帮助孩子按揉肺经上的"鱼际穴"来宣肺理气。

当孩子的饮食习惯偏向咸味的食物时，这可能反映出孩子的肾功能有所下降，可以适量补充咸味的食物来加以改善。这时候除了增加一些咸味的食物以外，还可以帮助孩子按揉肾经上的"太溪穴"来补肾固元。

在现代生活中，物质相对充裕，营养来源也颇为丰富。孩子们往往能轻易获取到奶类、蛋类以及肉类等高蛋白食物，然而，这种相对过量的摄入，有时却可能悄然引发一系列健康问题，如肥胖、心脏血管问题（包括血栓风险增加）、脾胃功能失调（如脾虚湿气重）、肺部寒热不均以及肾阳虚等亚健康状态。

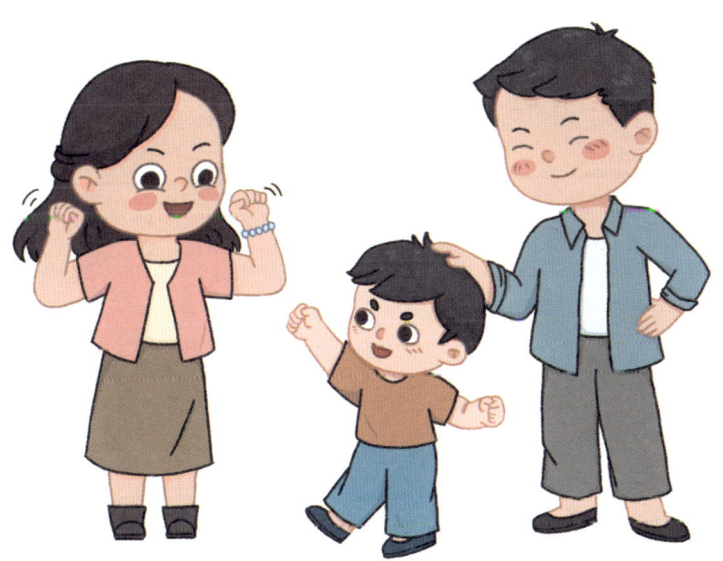

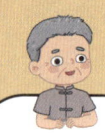

提高儿童专注力：中医爷爷有妙招 1

在孩子的成长过程中，父母的角色不仅仅是满足他们"想吃什么"和"想喝什么"的简单需求，更应成为他们健康饮食的引导者和守护者。父母应当学会细致观察孩子的饮食习惯，留意他们对食物味道的偏好是否存在过度倾向。一旦发现孩子在某段时间内特别偏爱某一种或某几种口味的食物，这就可能是身体平衡出现微妙变化的信号。此时，父母应积极采取行动，通过科学合理的饮食调整、必要的药物治疗或专业的健康养生保健方法，来帮助孩子恢复身体的平衡与健康。

> 身体是一切的本钱，只有把孩子的身体恢复到五脏六腑平衡协调的健康状态，才能为提高专注力、提高学习效率打下坚实的基础。

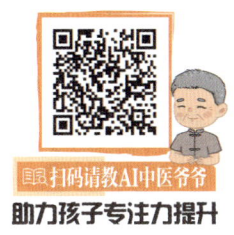
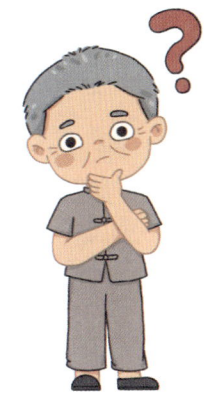

6 五声与五脏

01. 是哪个脏器发出的声音?
02. 五声与五脏的辩证关系
03. 闻五声,知五脏

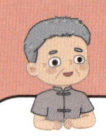

01.是哪个脏器发出的声音？

古汉语里的"闻"字还有听和看的意思，比如可以"听"新闻或者"看"新闻。

古中医有"闻而知之谓之圣"的说法，自然也包括通过听或观察声音来获知五脏的健康情况。

人们在不同的情绪状态下会发出不同的声音，如愤怒时大呼小叫，高兴时哈哈大笑，愉快时哼着歌曲，悲伤时痛哭流涕，痛苦时呻吟不已。这就是"呼、笑、歌、哭、呻"五种声音。

古人通过长期的观察认为："呼"是肝脏发出的声音；"笑"为心脏发出的声音；"歌"是脾脏发出的声音；"哭"为肺脏发出的声音；"呻"为肾脏发出的声音。

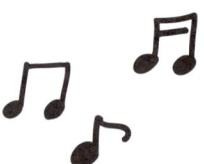

呼、笑、歌、哭、呻，这五种声音被中医五行学说合称为"五声"。根据该学说的理论，五声与人体脏腑之间存在着密切的对应关系：肝对应的声音是呼，心对应的声音是笑，脾对应的声音是歌，肺对应的声音是哭，而肾对应的声音则是呻。

《医宗金鉴》对此有着精辟的阐述："声乃音之根本，音由声而生。五音若发生变化，往往预示着疾病的产生。肝之呼声急促，心之笑声雄壮，脾之歌声悠扬散漫，肺之哭声短促，肾之声则低微而沉长。"

在古中医的理论中，五声的异常表现能够反映出相应脏腑功能的失调。因此，在临床上，医生们常常将五声作为诊断疾病的重要参考依据，具有不可忽视的诊断价值。

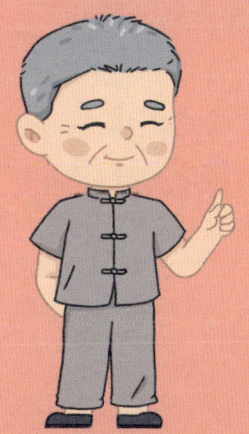

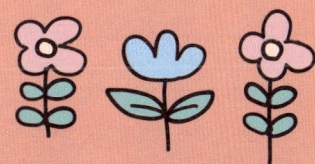

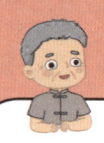

02. 五声与五脏的辩证关系

肝声为呼

肝藏血，主疏泄。肝血旺盛，呼唤有力，或偶然遇事愤怒，面色苍（青），握拳击案，呼声凌厉，肝声正。若处逆境，不善排解，久郁气滞，化热伤阴，肝阳上亢，头晕耳鸣，暴躁易怒，"肝呼而急"，甚则狂呼，肝声失正，知病在肝。

心声为笑

心主血脉，主藏神，血脉充盈，则神志清醒，精力充沛，面色红润，心情舒畅，言欢喜笑。或逢喜事，欢喜颜开，心声正。如志愿高大，所欲未遂，心情不畅，久郁痰生，甚则化火，痰火扰心，喜笑不休，"心笑而雄"，心声失正，知病在心。

脾声为歌

脾为声之本，脾胃健运，中气充足，唱歌吹笛，声音响亮，脾声正。久思伤脾，中气不足，无力歌唱。或久病脾虚，中气下陷，体倦神疲，面色萎黄，肌肉消瘦，气短无力，语声断续，散漫颤动，其象如歌，"脾歌以漫"，脾声失正，知病在脾。

肺声为哭

肺为声之门,司呼吸,主宣降。遭灾遇难,悲伤哭泣,人之常情。若过于哀痛,疾哭不休,"肺哭促声",耗伤肺气,致使声音嘶哑。外邪犯肺,宣降失职,症见鼻塞、流涕、多泪、咳喘,声音重浊,其状似哭,肺声失正,知病在肺。

肾声为呻

肾为声之根,肾主骨,藏精生髓。例如突然跌扑损伤,或骨折脱臼,痛苦呻吟,声大有力,肾声正。若因久病,精气衰败,形体衰瘦,面色晦暗,行动困难,或痿症偏废,"肾呻低微",肾声失正,知病在肾。

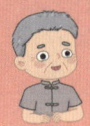

03. 闻五声，知五脏

> 在日常生活当中，家长通过观察孩子的五种声音，就可以大致了解孩子五脏是否健康、五脏六腑的新陈代谢功能是否正常。

如果孩子经常大呼小叫，除了家长娇惯、纵容导致的性格问题外，孩子可能有肝气不舒、肝气郁结的情况。从中医的角度看，这种情况通常是身体有寒湿或肺脏有燥热所致。

肝脏在人体内具有"树木"的特性，喜欢生长、枝条畅达，不喜欢受压制。树木需要水的浇灌、滋润，才能抽条、伸展。但如果水太多，就会形成水涝，树木就会腐烂，无法进行光合作用。如果这时候遇到太阳暴晒，就会外干内湿产生郁热。郁热久了还会引发"火灾"。

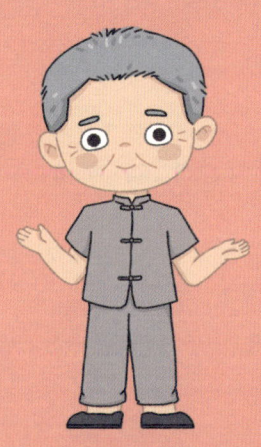

所以人如果肝气郁结就容易发怒、烦躁或者抑郁。

聪明的家长会在孩子肝气郁结、大呼小叫时加以引导、排解，而不会斥责、压制孩子，以免其烦躁、焦虑、抑郁或自闭。

如果孩子喜欢笑，那当然可以让身边的人都高兴；如果孩子与生俱来的笑点一直都很低，那么要恭喜家长了，孩子生活和学习中的幸福感会高于常人。

家长也要观察、发现孩子笑嘻嘻或偷着乐的原因。如果孩子没来由地经常发笑，那就是心脏上有压力，导致心气外泄。

心脏在人体内具有"火炉"的特性，喜欢阳光和新鲜的空气，可以把温暖供应给全身。如果柴火太多，就会烧成熊熊烈火；如果火炉被盖住或被浇上水，就会冒烟或熄灭。

孩子如果容易上火，往往需要清心降火；如果孩子手脚冰冷，有可能需要祛寒除湿。

如果孩子喜欢唱歌，那可能孩子有唱歌的天赋。如果孩子喜欢经常哼歌或跟着音乐小声唱歌，那可能是孩子对音乐有爱好。

在与孩子朝夕相处的过程中，家长不难发现孩子喜欢唱歌是天赋或者爱好。但如果发现孩子不分时间、场合地自哼自唱，甚至上课时、做作业时都喜欢哼歌、唱歌，那就可能是脾胃功能有问题，容易腹胀、消化不良或挑食。

脾脏在人体具有"土地"的特性，是种粮食养育全身的大地。喜欢风调雨顺，不能风太大，过于干燥、过于湿涝、过于炎热或过于寒冷。身体内的伤风、寒冷、干燥、热重或湿气重，都会伤害我们的脾胃，影响营养的吸收，影响身体的新陈代谢。

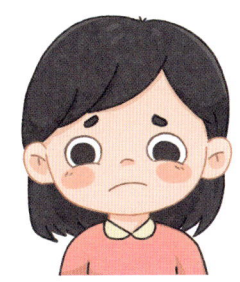

调理脾胃的方法很多，采用食疗、推拿按摩、心理疏导等方法都可以，家长可以根据实际情况选择适合自己孩子的方法进行调理，帮助孩子尽快恢复。

如果孩子极易悲伤，动不动就流眼泪，除了确实是由于外因刺激所致，属于正常的反应以外，如果因为微不足道的小事情或者没来由地流泪，那有可能是肺气虚的表现。

肺脏在人体内具有"换气扇"和"空调"的作用，吸入人体需要的氧气，呼出人体代谢的二氧化碳。同时，气体吸入或呼出的过程也就推动人体气血的正常运行，以完成生命的新陈代谢活动。肺脏关系着全身的皮肤毛孔，天气寒冷，皮肤毛孔就会收缩，以减少热气的外泄和抵御寒气的侵入；天气炎热，皮肤毛孔就会张开，以增加热气外泄和冷气吸入的交换。

肺气虚就是吸入氧气和呼出二氧化碳的动力变小了，帮助身体与外

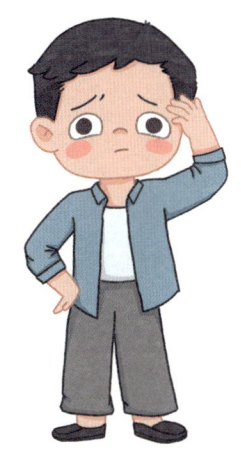

界交换寒、热的能力也变小了,也就是肺脏的功能减弱了。

家长发现孩子肺气虚时,往往说明孩子体内有风、寒、痰、湿这些邪气,可以用人参、党参、黄芪、山药等煲汤为孩子进行食疗,温补调理。

如果发现孩子表现出胆小、容易害怕的特征,且这种表现源于其天生性格,那么这通常被视为正常的生理反应。例如,小孩子害怕狗、蛇、老鼠、蟑螂、蜘蛛或陌生人等,这些都是常见的恐惧对象,并不构成病症。

然而,如果孩子在日常生活中频繁表现出害怕的情绪,如容易紧张、胆怯、怕黑、爱哭、黏人、喜欢啃手指头、需要开灯睡觉、对父母过分依赖、害怕与小朋友一起玩游戏等,这可能与孩子肾阳不足有关。在中医理论中,肾主恐,恐伤肾,意味着过度的恐惧情绪可能损伤肾气。

肾脏在人体中扮演着提供"暖气"的角色。当肾气充足、肾火旺盛时,人体就能得到足够的温暖。反之,如果肾气不足、肾火不旺,人体就会感到寒冷,甚至发抖。这种发抖的现象在恐惧情绪出现时尤为明显,这进一步印证了肾阳不足与恐惧情绪之间的联系。

因此,在养育孩子的过程中,如果家长发现孩子经常表现出害怕、胆小或恐惧的情绪,就应该考虑为

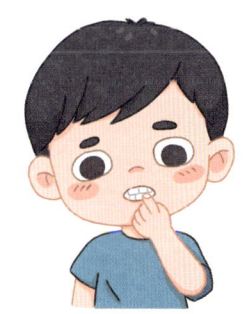

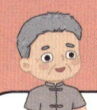

孩子补充肾阳。

为了帮助孩子补充肾阳，家长可以在孩子的日常饮食中增加一些具有温补肾阳作用的食物，如板栗、山药、韭菜、核桃、蜂蜜、泥鳅、狗肉、羊肉和羊肾等。

此外，家长还可以利用中医穴位按摩的方法，为孩子点按温阳补肾的穴位，以达到祛寒除湿、化痰温阳的效果。这些方法都需要在医生的指导下进行，以确保安全和效果。

总的来说，家长应该密切关注孩子的情绪变化，及时发现并处理孩子可能存在的五脏问题，以促进孩子的健康成长。

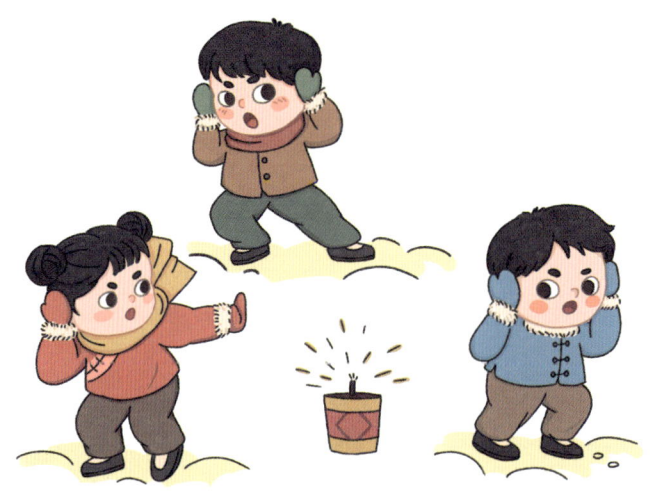

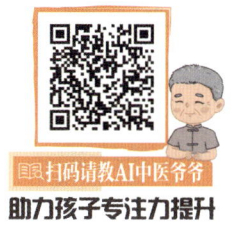
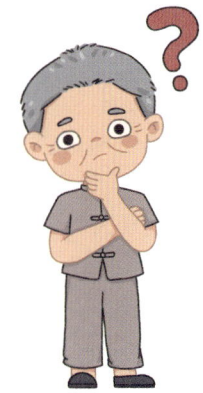

7 五音与五脏

01. 发音的部位与五脏
02. 闻五音知五脏
03. 闻五音诊断疾病
04. 如何通过观察五音提高专注力？

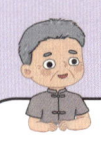

01. 发音的部位与五脏

智慧的祖先们通过细致观察发音部位的状态，能够洞察五脏功能的健康状况以及脏腑间的协调状态，这一观察方法体现了中医望诊的精髓，被誉为"望而知之，谓之神"。

古人巧妙地将"宫、商、角、徵、羽"这五音与五脏相对应，以此作为诊断五脏健康的一个独特窗口。具体而言，脾对应宫音，其声音特点是漫而缓；肺对应商音，声音促而清亮；肝对应角音，声音悠长而呼喊；心对应徵音，声音雄壮而明快；肾对应羽音，声音低沉而细腻。这些被视为

古代音乐体系中的这五个音阶——"宫、商、角、徵、羽"，与现代音乐体系中的"哆、来、咪、嗦、啦"有着异曲同工之妙，都构成了音乐表达的基础元素。

通过这样的对应关系，古代医者能够通过对声音的观察和分析，间接了解人体内脏的健康状况，为中医诊断提供了一种直观而富有智慧的方法。这一传统医学的智慧结晶，至今仍值得我们深入学习和探索。

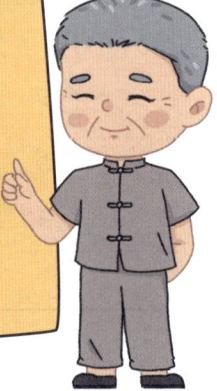

五脏的正音，反映了各脏器的正常生理状态。

"宫"音是脾脏发出的音，"宫"音的发音部位是喉咙，声音较为浑厚。

"商"音是肺脏发出的音，"商"音的发音部位是两边的大牙，声音较为有力。

"角"音是肝脏发出的音，"角"音的发音部位是齿，即上下四颗门牙部位发出的音。"怒伤肝"，就会咬牙切齿。

"徵"音是心脏发出的音，"徵"音的发音部位是舌头，声音比较轻快。

"羽"音是肾脏发出的音，"羽"音的发音部位是嘴唇，声音比较轻柔。

在中医基础理论中，"五音"这一概念频繁出现，宫、商、角、徵、羽这五个字也广为人知。然而，在一些经典文献中提及五音时，其内涵远不止于这五个简单的音符。实际上，五音更多地是指五音调式，具体包括宫调式、商调式、角调式、徵调式和羽调式。

五音调式是以某一特定音符作为主音，围绕其构建出的旋律调式。例如，2008年北京奥运会主题曲《我和你》便是一首典型的宫调式乐曲，它以"宫"音作为主音。同样地，符合五声音阶（即不包含半音的五个基本音阶）的乐曲，都可以根据主音的不同，归类到上述五种调式之中。

在中医理论中，这五种调式还与五行（金、木、水、火、土）和五脏（肝、心、脾、肺、肾）存在着密切的对应关系。具体而言，宫调式乐曲

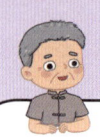

与脾土相应，旋律清静幽雅，淳厚庄重，有助于调和脾胃；商调式乐曲对应于肺金，旋律铿锵有力，高亢宏伟，能够润肺养气；角调式乐曲对应于肝木，其旋律充满生机与活力，能够舒展情绪，滋养肝脏；徵调式乐曲则对应于心火，旋律明快愉悦，充满活力，有助于养心安神；羽调式乐曲则与肾水相应，旋律苍凉哀伤，深远透彻，有助于滋补肾阴。

五音的曲直、轻沉等音乐特性与五行的曲直、润下等属性相通，这种相通性形成了五音与五行的"同气相求"。这种共鸣不仅体现了五音调式乐曲与五行五脏之间的内在联系，也构成了"五脏相音"理论的基础。通过聆听和感受不同调式的乐曲，人们可以在一定程度上调节自身的脏腑功能，达到养生的目的。

02. 闻五音知五脏

五脏的生理特性与五音之间存在着密切的对应关系，这一观点在《四诊抉微·闻诊》中有着明确的记载：

"脾应宫，其声漫以缓；肺应商，其声促以清；肝应角，其声呼以长；心应徵，其声雄以明；肾应羽，其声沉以细。"五音的这些特性之所以能与五脏的生理功能产生"同声相应"的效应，正是因为它们之间存在着内在的共鸣。因此，就有了五脏与五音之间的对应关系。

当五脏和谐、气血通畅、阴阳平衡时，五音的表现也会清晰易辨。反之，如果五脏出现病变，五音就会发生相应的变化。五音作为五脏的外在表现，能够反映出五脏的健康状况。

《礼记·乐记》中提到："盖人病蕴于内，声音显于外。乐声乱则五音不和，人声乱则五脏不和，所以听声音验人之疾病也。"

《难经·六十一难》也指出："闻而知之者，闻其五音，以知其病。"

将五音闻诊应用于临床诊断，其理论基础正是通过"闻其五音"来洞察五脏的疾病状况。这一方法为我们提供了一种独特且富有智慧的疾病诊断途径。

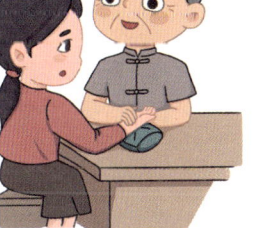

03. 闻五音诊断疾病

> 五音在中医理论中与五行及五脏之间存在着紧密的关联性，在临床实践中被广泛应用于疾病的诊断。利用五音作为辅助诊断的手段，是传统中医"望闻问切"四诊合参中"闻诊"的重要组成部分。

闻五音

《黄帝内经·素问·阴阳应象大论》中有云："视喘息，听音声，而知所苦。"这句话揭示了通过聆听病人的声音，医生可以判断出是哪个脏腑的疾病给病人带来了痛苦。在古代中医的诊断体系中，听音辨病是一种重要的方法。

《难经本义》对五音闻诊进行了详细的注解。书中指出，五脏各有其独特的声音，而这些声音又对应着不同的音律。具体来说：

脾的声音表现为歌，对应的音律是宫。宫音宏大而和谐时，说明脾脏健康；若宫音出现失常，则可能是脾脏出现了病变。

肺的声音表现为哭，对应的音律是商。商音轻快而有力时，表示肺功能正常；若商音出现紊乱，则可能预示着肺部疾病。

肝的声音表现为呼，对应的音律是角。当角音调和而直时，表示肝脏健康无病；若角音出现紊乱，则预示着肝脏可能存在问题。

心的声音表现为笑，对应的音律是徵。徵音和谐而悠长时，表明心脏功能正常；若徵音出现混乱，则可能意味着心脏有疾。

肾的声音表现为呻，对应的音律是羽。羽音深沉而厚重时，说明肾脏健康；若羽音出现异常，则可能是肾脏出现了问题。

这些论述展示了中医通过聆听人体发出的声音，结合五音与五脏的对应关系，来判断脏腑健康状况的独特方法。

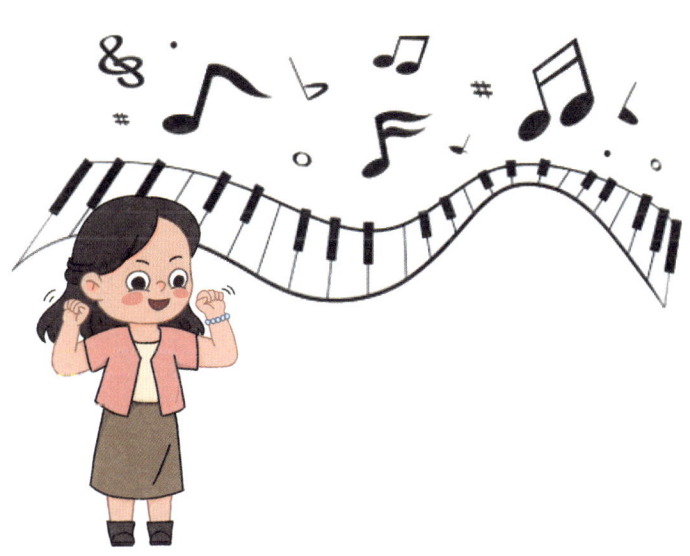

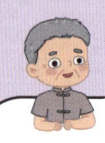

04.如何通过观察五音提高专注力？

作为家长，在关注孩子的生活和学习之余，察觉到孩子专注力有所下降时，还可以通过细心观察孩子讲话的声音特质及发音部位，来初步评估孩子五脏六腑的健康状况。

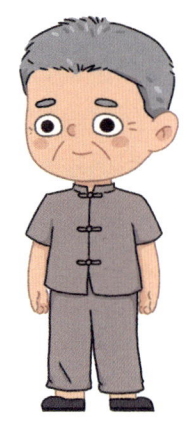

若孩子频繁使用门牙与舌尖发音，声音显得尖细，这往往反映出肝脏与心脏在主导发声；若孩子习惯张大嘴巴说话，则可能是肺脏在主导声音的表达；若孩子的话语中透露出浑厚之感，这通常意味着脾脏在发声中起到了主要作用；而若孩子偏好轻轻开启嘴唇，以笑声或轻柔的语调交谈，这可能与肾脏的状态相关联。

值得注意的是，孩子在不同环境、不同情境下，能够灵活运用嘴唇、前齿、舌头、两侧牙齿以及喉咙等多个部位进行发音，这往往是孩子五脏健康且相互协调的一个积极信号。然而，若孩子长期仅依赖一两种发音方式，这可能暗示某一两个脏腑邪气过盛，需要通过言语的释放来减轻内在压力。例如，孩子说话时若常咬牙切齿，可能提示肝脏有邪气积聚；语速过快，则可能是心气虚弱的迹象；吐字不清，则可能与肺脏邪气有关；声音嘶哑，说话费力，可能是脾胃虚弱的表现；而难以用嘴唇清晰发音，或他人难以听清其嘴唇发音，则可能是肾气不足的信号。

肝脏有邪气可以疏肝理气，疏肝理气可以用金银花、菊花、枸杞、大枣、粳米煲汤、煲粥给孩子食用。

心气虚可以多吃一些莲子、大枣、百合、赤小豆，还可以让孩子适当地做一些慢跑、跳绳等体育锻炼。

肺脏有邪气可以宣肺化痰，可以给孩子食用雪梨、柚子、枇杷、白萝卜、百合、山药、冬瓜，平时让孩子参加有氧运动，也可到森林、花园、湖边深呼吸，吐故纳新。

脾胃虚弱应当健脾和胃，在日常的饮食中为孩子增加一些小米、玉米、山药、薏米、莲子、扁豆、苹果、龙眼、木瓜等，注意提醒孩子避免喜冷贪凉、挑食偏食。

肾气虚可以温肾补阳，可以在饮食中给孩子增加一些板栗、黑芝麻、黑豆、韭菜、羊肉、海参、虾、鸽子肉、猪腰等，晚上睡觉前让孩子用热水泡脚、搓脚心。

孩子的身体调理好了，五脏六腑恢复健康，孩子做事和学习的专注力自然会相应地提高或恢复正常。

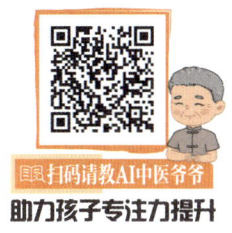
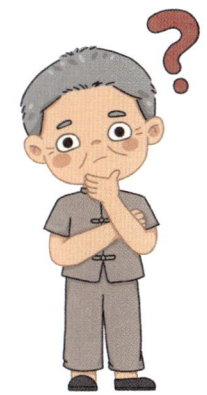

8 风为百病之长

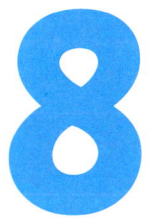

01. 古人为什么说"圣人避风如避矢石"?
02. 风邪致病的特点
03. 风邪对孩子专注力的影响
04. 治风六穴

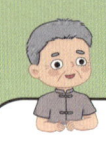

提高儿童专注力：中医爷爷有妙招 1

01. 古人为什么说"圣人避风如避矢石"？

风，这一自然界中不可或缺的元素，贯穿于我们生活的每一个角落。寒冷时，我们依赖暖风带来温暖；炎热时，则渴望凉风轻拂以解暑热。干燥的日子里，加湿器借助风力散布湿润；潮湿的环境中，通风透气则成为去除霉湿的关键。风，还是自然界中传播花粉、助力鸟儿翱翔、让飞机逆风起飞、帆船顺风远航的神奇力量。

然而，风在赋予我们生活便利的同时，也潜藏着种种导致灾难与疾病的威胁。狂风能点燃山火，巨浪由海风掀起，狂风甚至能卷走房屋，台风

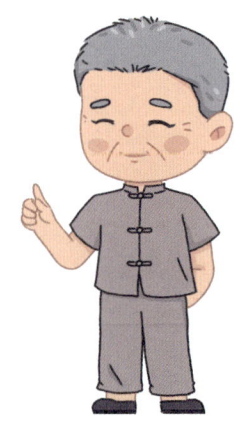

《黄帝内经》中的"风论篇"详细阐述了风邪与四季五脏的关系："春甲乙伤于风者为肝风，夏丙丁伤于风者为心风，季夏戊己伤于风者为脾风，秋庚辛伤于风者为肺风，冬壬癸伤于风者为肾风。"这意味着，一年中的春、夏、长夏（季夏）、秋、冬五个季节，不同季节的风邪会侵袭不同的脏器，春季伤肝，夏季伤心，长夏伤脾，秋季伤肺，冬季伤肾。

更是能摧毁整个村庄。在日常生活中，风寒、风热、风湿、伤风等，这些由"风"引起的疾病无一不给人体带来深重的痛苦。

在古中医的典籍中，那些具有"善动不居、轻扬开泄"等特征的外邪，被统称为"风邪"。

由于风无处不在、无时不有，风邪也因此随时随地可能侵入人体，令人防不胜防。正如古人所言，"圣人避风如避矢石"，这里的"矢"即为箭，箭与石头都是古代战争中的致命武器，用以形容风邪的危害之大。

当然，避风并非意味着要弱不禁风，将自己裹得严严实实。真正的避风，是要警惕那些悄无声息、暗箭伤人的风邪。当人体处于警觉状态时，风邪往往难以侵袭，比如户外登山、海边冲浪、湖中游泳或乘船出海等活动，大多数人都能有效抵御风邪。然而，背后风、穿堂风和头顶风等轻微且不易察觉的风邪流动，却常常乘人不备，悄然侵入人体。当身体感到寒冷时，风邪往往已经得逞，引发鼻塞、感冒、发烧等伤风症状。有些人因体质较强，轻微的风邪侵入并未立即引发外部反应，但随着体内风邪的不断累积，最终可能导致风热、风湿等疾病。

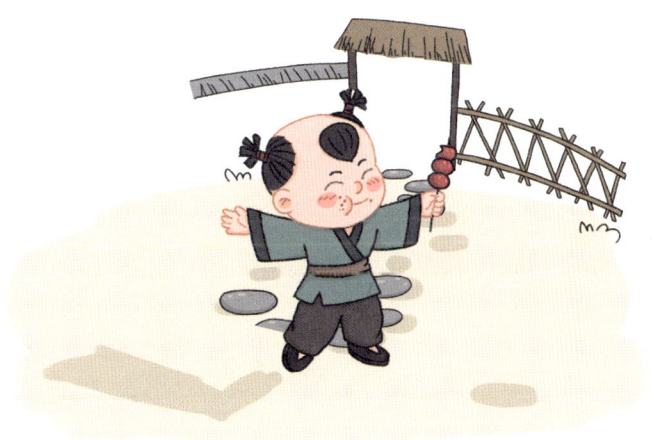

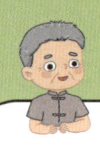

02. 风邪致病的特点

　　自然界的风，是一种无形且流动性强的气流，其来去往往迅速而难以捉摸。尽管一年四季皆有风的存在，但人们普遍观察到，春季由风邪引发的疾病相对更为频繁。

　　风邪侵袭人体时，通常通过毛孔和肌肉这一途径潜入，进而引发各种疾病。外感风邪影响人体的部位主要包括肌肤、口鼻、呼吸系统以及肺脏。这些部位作为风邪入侵的主要门户，其致病特点以及人体随之产生的病理反应，值得我们深入了解和关注。

风邪致病有如下特点：

● 属阳与轻扬开泄：风邪在阴阳属性中属阳，具有轻扬开泄的特性，因此容易损伤人体在阴阳学说中属阳的部位，如头面部、经络中的阳经以及肌肤皮肉。受风邪侵袭时，人们常出现头痛、出汗、怕风等症状，这些都是风邪损伤属阳部位的表现。

● 善行与多变："善行"指的是风邪游走不定的特性，导致病位行无定处。风湿关节痛是风邪善行的典型表现，中医称之为"行痹"，西医则称为"游走性关节炎",关节疼痛且位置不固定。

"多变"则指风邪发病迅速,传导较快,能在短时间内牵连其他部位或关节肌肉。这种善行与多变的特性,使得风邪能够损伤人体多个部位的抵抗力,从而引发抵抗力下降,易患其他病变,因此有"风为百病之始"的说法。

- 风行主动:风邪致病具有动摇不定的特征。感受风邪后,人们可能会出现肌肉抽搐、眩晕,甚至口眼歪斜等症状,这些都是风邪"动"的表现。

- 风为百病之长:一是指风邪常作为外邪致病的先导,与其他邪气如寒、湿、暑、燥、热等合而伤人。由于风邪四季皆有,且性善动、开泄,这些邪气常依附于风而侵犯人体,形成外感风寒、风湿、风热、风燥等证。

二是指风邪致病范围广泛、无孔不入。风邪终岁常在,发病机会多,且能侵害不同的脏腑组织,引发多种病症。因此,古人甚至将风邪作为外感致病因素的总称。

相较于其他致病因素,如寒、湿、火等,风邪的危害更大、致病更多。尤其在春季,风邪较重,但四季皆有,使人发病较多。

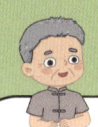

03.风邪对孩子专注力的影响

当孩子的身体受到风邪的侵袭时，可能会出现一系列症状，如头痛、鼻塞、发热、喉咙痛、有痰、小便颜色异常以及大便黏腻等。这些症状往往能够引起家长的注意，促使他们及时让孩子服药或就医。然而，当风邪侵袭较轻，孩子仅表现出痰液增多、口水分泌旺盛、小便颜色变化或大便性状改变等症状时，家长可能并不会立即意识到孩子已经生病。尽管此时孩子可能无法准确表达自己的不适，但他们确实会感到身体不舒服，这种不适感会直接影响孩子的专注力。

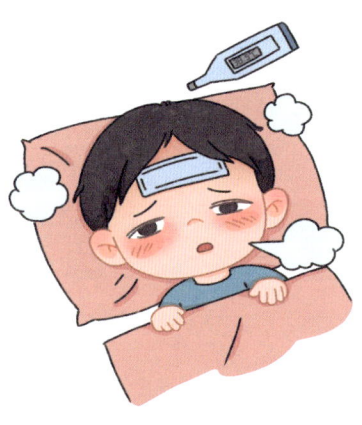

因此，家长若希望提升孩子的专注力，就需要从观察、关心孩子的身体状况做起。通过细心观察，家长可以尽早发现孩子身体是否受到风邪的侵扰，并及时采取措施帮助孩子祛除风邪，恢复健康。

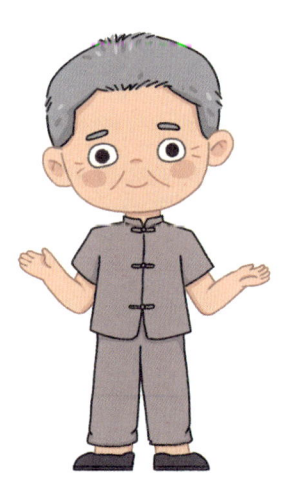

对于风邪的认识和预防，不仅是成人的需

求，更是孩子迫切需要的。孩子进入学龄段后，每天早出晚归，穿着基本固定的校服。在日温差较小的地区，这种穿着可能并不会带来太大问题；但在日温差较大的地区，孩子早晚可能会感到凉爽，而中午和下午则可能感到炎热。由于孩子的着装通常是以早晨离开家时的气温为参照选择的，因此到了中午或下午，他们可能会感到过热，尤其是在上体育课时。

因此，父母不仅要为孩子搭配适合天气的着装，还应在季节变换或气候变化时提醒孩子在校期间适当增减衣物。过热时易受风热侵袭，过寒则易受风寒侵袭。同时，过于潮湿或干燥的环境也可能让孩子受到风邪的侵扰而引发伤风。此外，家长还应提醒孩子在日常生活中注意避免背后风、穿堂风、顶上风等风邪的侵害。

除了上述措施外，家长还应督促孩子加强体育锻炼，提高身体素质和自身抵抗力。毕竟，生了病再去治疗总是晚了一步。中医所倡导的"治未病"理念，正是强调未病先防的重要性。通过预防疾病，减少生病次数，才是最有效的保健方法。

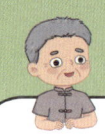

04. 治风六穴

祛风、治风的六个穴位，是人体经络学上的治风六穴。

风池穴、风门穴、风府穴、翳风穴、秉风穴、风市穴

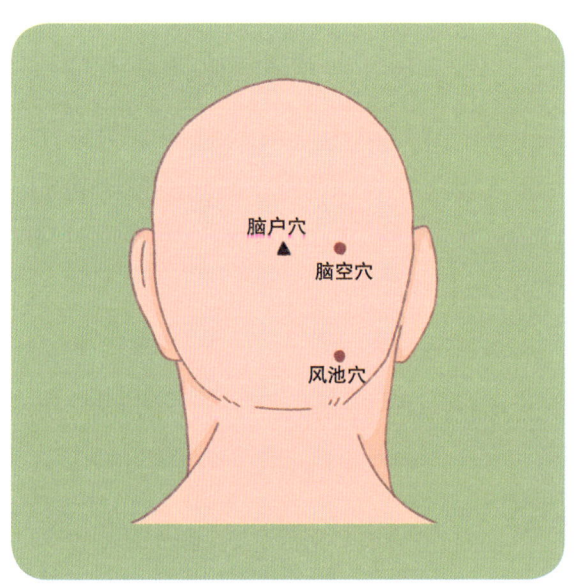

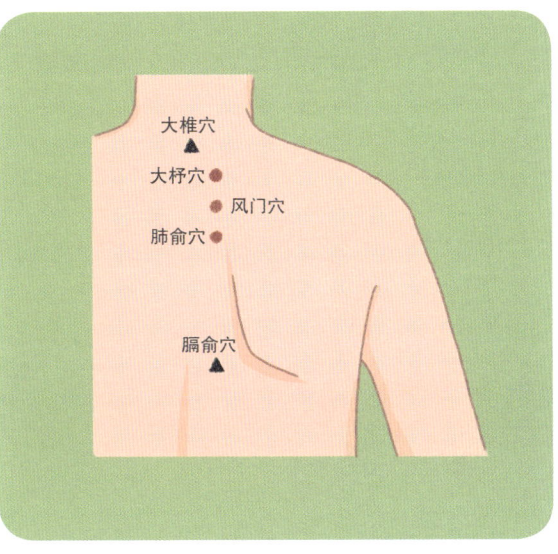

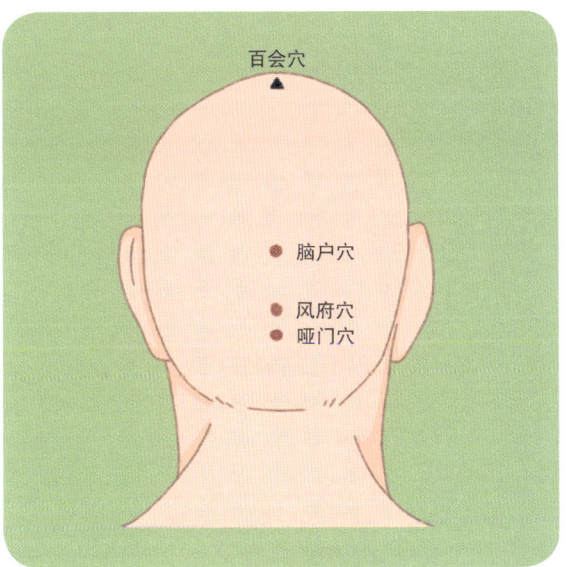

8 风为百病之长

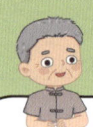

提高儿童专注力：中医爷爷有妙招 1

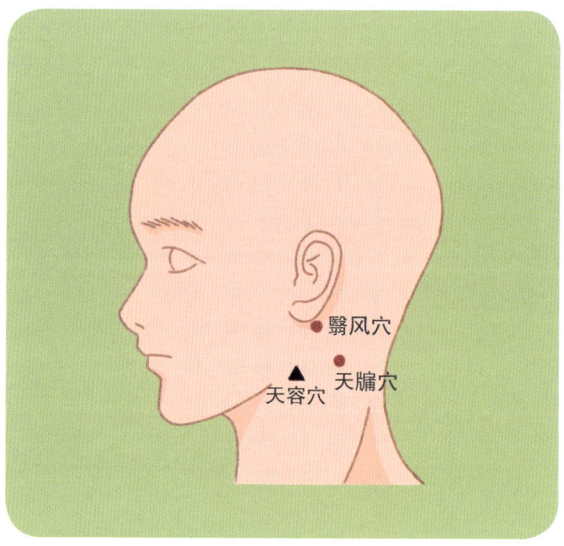

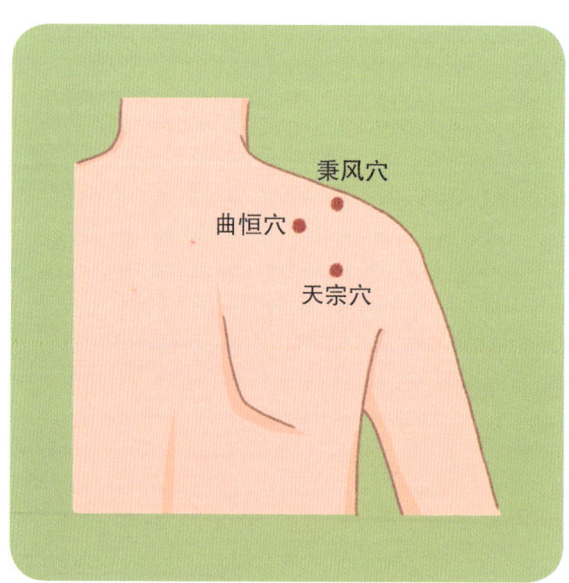

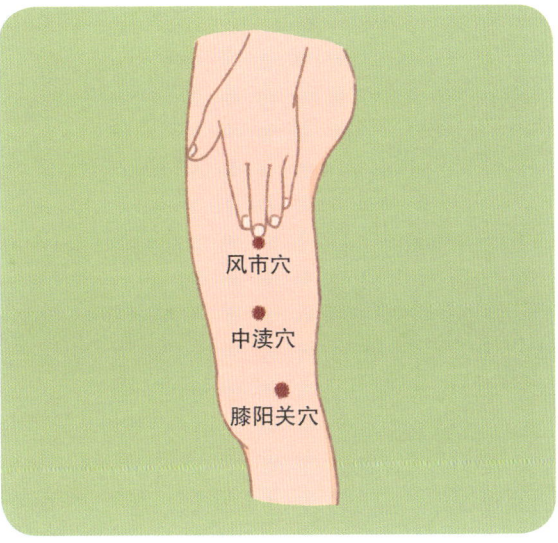

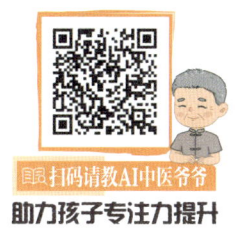
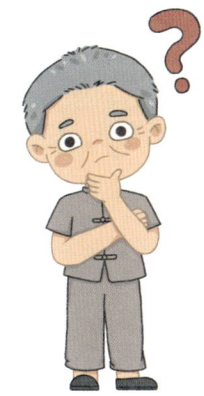

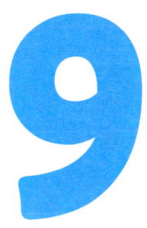 # 寒为百病之源

01. 万病伤于寒
02. 体温与免疫力
03. 健康体温
04. 体温对专注力的影响

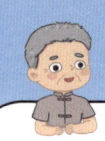

01. 万病伤于寒

千百年来,每当老一辈人看到晚辈生病,第一句话往往关切地询问:"是不是着凉了?"

他们为何不问"是不是热着了"?

在长辈对远在他乡或即将远行的孩子的叮咛中,最常见的一句话也是:"千万不要着凉啊!"

为何他们不提醒"千万不要热着"?

这背后是华夏祖先几千年来形成的共识——在潜意识里,人们普遍认为"热"不易致病,而"寒"才是导致疾病的主要原因。因此,他们习惯于询问生病的孩子是否受寒,也总不忘嘱咐外出的孩子多穿衣,以防着凉。

古中医医圣张仲景所著的《伤寒杂病论》,其核心思想正是"万病伤于寒"。这一理论深刻揭示了寒邪对人体健康的危害。

那么,为何孩子容易感冒发烧、咽喉上火?

答案直指一个根源——受寒。

古中医认为,"形寒饮冷则伤肺""肺开窍于鼻""肺主皮毛"。孩子若多受风寒侵袭,肺部自然受损,从而容易引发发烧、感冒、过敏性鼻炎、过敏性皮炎、风疹、湿疹等与肺部相关的疾病。这些疾病无一不是寒邪作祟的结果。

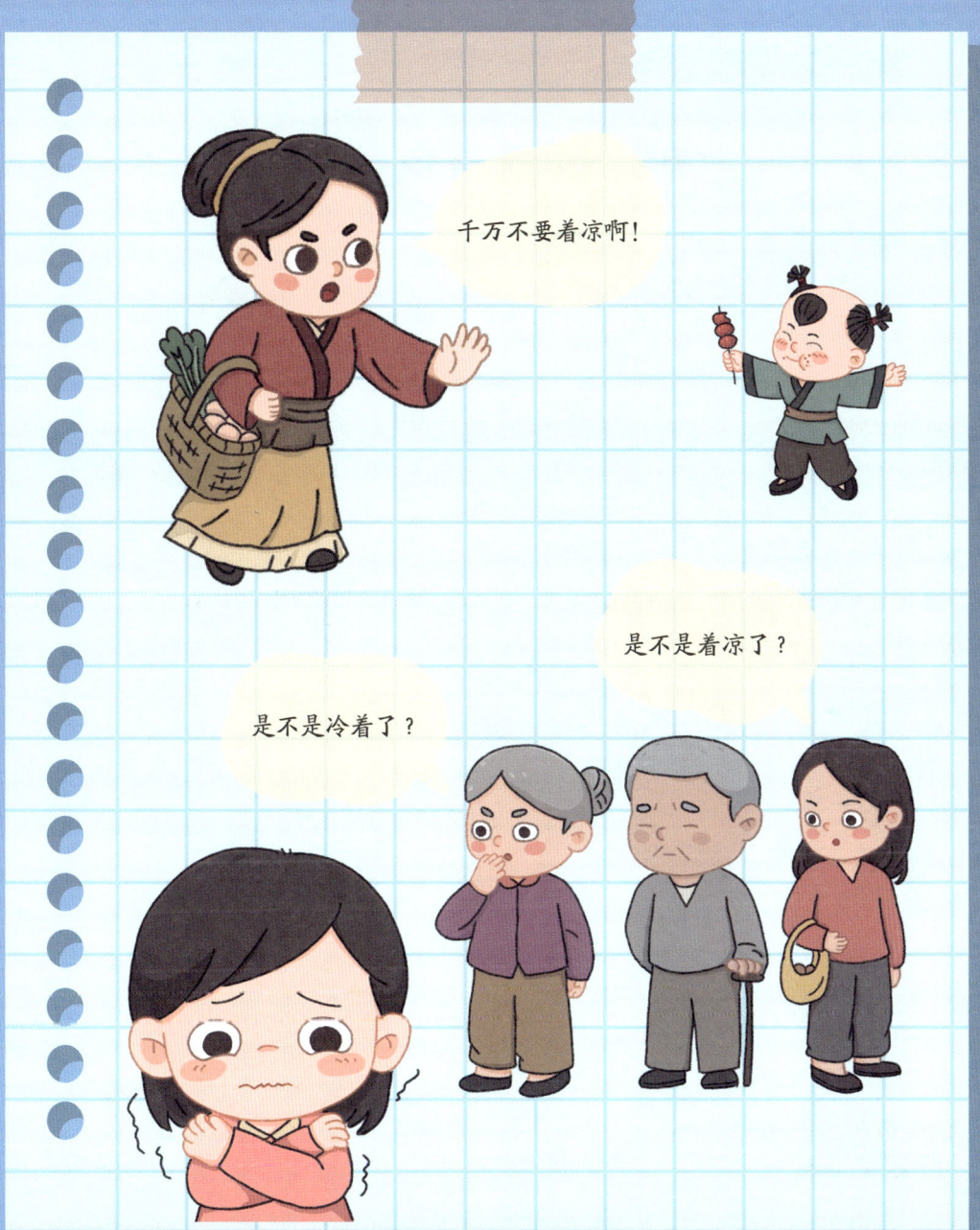

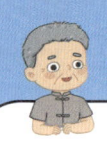

02. 体温与免疫力

日本知名医学专家石原结实博士经过深入研究发现,在50年前,孩子们的平均体温普遍维持在37℃,而成人的平均体温则在36.5℃至36.8℃的范围内波动。然而,近年来,随着交通工具的便捷、家电产品的广泛普及,人们的体力劳动显著减少,身体得不到充分的锻炼和活动。

此外,为了预防高血压,现代人开始大幅度减少盐分的摄入,有时甚至达到了极端的程度。同时,为了预防心脑血管疾病,许多人过度补充水分,甚至远高于健康专家倡导的每天不少于2升的饮水量。此外,随着电器的高度发达,无论是在办公室、家中还是车内,人们都已习惯于使用空调制冷,这些生活习惯无形中导致了一个结果——人体体温的普遍下降。

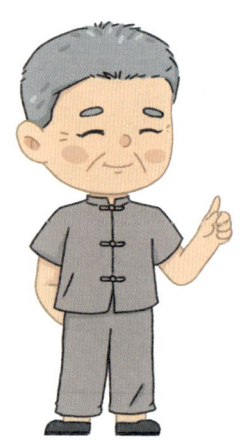

据石原结实博士的研究,在过去的50年里,人类的体温普遍降低了近1℃。研究表明,体温降低1℃,免疫力会随之下降30%以上。体温的降低不仅妨碍了体内脂肪、糖、尿酸等代谢产物的燃烧和排泄,还可能引发高血脂症、糖尿病、高尿酸血症(痛风)等疾病。同时,体温下降还会导致血管收缩，进而增加高血压等心脑血管疾病的发病风险。此外，体温降低和免疫力下降还为自身免疫性疾病、哮喘以及特应性皮炎等过敏性疾病的发病埋下了隐患。

　　石原结实博士认为，通过改变生活习惯，我们可以有效地提升体温并增强免疫力。他建议多摄取姜红茶、胡萝卜、苹果汁等阳性食品，以步行代替乘车，增加身体活动，坚持用热水泡澡、泡脚等习惯来使身体保持温暖。随着体温的升高，人体的免疫力也会不断增强，从而有助于克服这些顽疾。

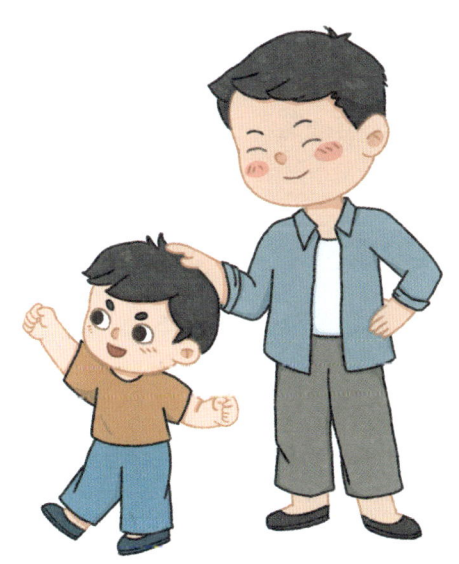

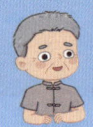

03.健康体温

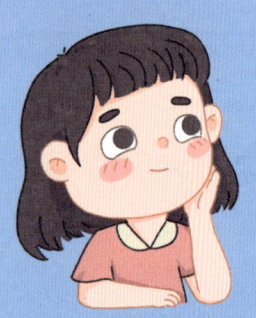

"低体温"状态被视为众多疾病的潜在根源。

过去,人们往往未能充分意识到正常体温下降所带来的严重后果。事实上,体温如同一面镜子,映射出人体免疫机能的状况。它是生命活动的重要指标,其微小波动都可能对健康状况产生深远影响,这种影响甚至超乎我们的想象。

冬季感冒频发,正是因为寒冷的环境导致身体温度下降。体温降低不仅会引起各种身体异常,还可能加剧一些严重疾病的发病风险。人体作为发热体,其体温的变化直接关系到生死存亡。

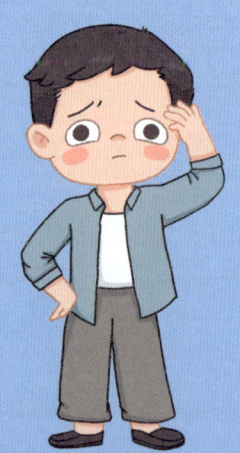

人体理想的体温范围在"36.5℃至36.8℃"之间,尤其是36.5℃,被视为健康与疾病的分水岭。体温低于此水平,可能伴随长期的身体不适;而高于此水平,则可能享受一生的健康无忧。

想要改善身体状况,过上更健康、更美好的生活吗?方法其实异常简单——提高体温。或许有人会质疑："真的这么简单就能实现吗？"然而，正是因为我们常常忽视这一简单方法，才导致身体状况迟迟得不到改善，疾病久治不愈。那些饱受疾病、身体不适、亚健康等问题困扰的朋友们，不妨测量一下自己的体温，很可能你会发现，你的体温低于 36.5℃。

为了拥有健康的体魄，请将体温尽量维持在 36.5℃ 左右。通过坚持慢走等健身运动、摄取有助于提高体温的阳性食品、晚上泡热水澡以及早晨适当节食等良好生活习惯，每个人都可以真切地感受到体温上升带来的健康益处。

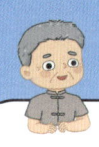

04. 体温对专注力的影响

当人们置身于冰天雪地之中，若衣物不足以抵御严寒，便会不由自主地"冷得发抖"。同样，发烧过后，由于身体热量的流失，人们也会经历这种颤抖。

当人体体温降至36℃以下时，心脏跳动会减缓，血液循环也会相应减慢，导致供给身体的氧气和养分减少，新陈代谢效率随之降低。尽管这种减缓通常不会立即引发明显的不适或疾病，但它可能导致亚健康状态，表现为注意力不集中、专注力下降等问题。遗憾的是，现代人往往忽视了体温降低对专注力的潜在影响。

既然孩子的体温降低会影响专注力，那么究竟是什么原因导致孩子体温下降呢？现代生活条件虽然优越，但冬天有暖气、夏天有冷气、雨季有除湿机、干燥时有加湿器，这些看似便利的设施却可能成为体温下降的诱因。

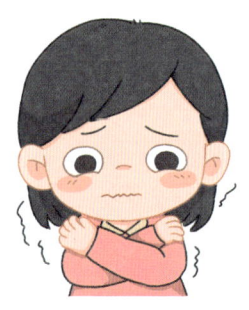

首先，孩子体内最早的寒气可能源于产房。现代产房为了保持一定的室温，往往忽略了新生儿对温度的敏感需求，从而导致孩子受寒。

其次，现代生活中的冰水、冰激凌、冰奶茶、冰稀饭等冷饮冷食，也是导致孩子体温逐渐下降的原因之一。

此外，现代家庭、教室、交通工具中普遍配备的空调和风扇也是导致孩子体温下降的重要因素。夏天，孩子们热得满头大汗，但一进入室内或交通工具，冷风便直吹皮肤，将寒气带入五脏六腑，长期积累，自然会导致体温下降、免疫力下降以及学习专注力下降。

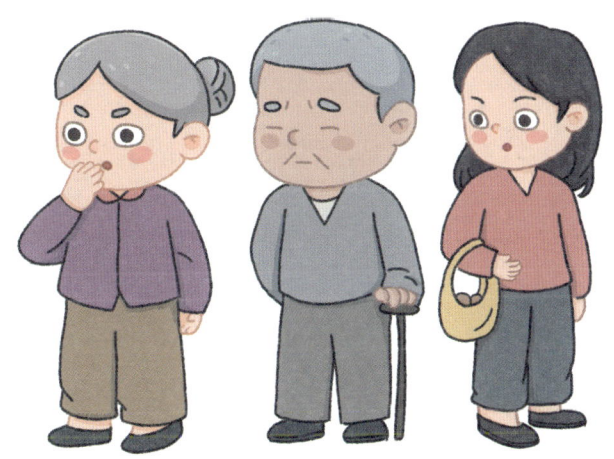

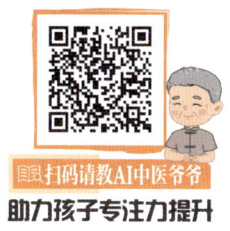
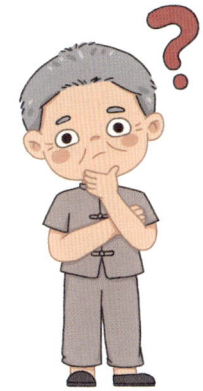

10 湿为百病之根

01. 什么是湿气？
02. 湿气的危害
03. 祛除湿气：提升专注力的关键

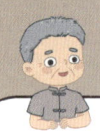

01. 什么是湿气？

湿气，这一普遍存在的现象，几乎与每个人息息相关，只是轻重有别。湿气较轻者可能一时难以察觉，而湿气重者则外在表现尤为显著。湿气不仅存在轻重之分，还有内湿与外湿之别。内湿源于人体气机运行迟缓形成的壅塞，而外湿则是由于长期身处潮湿环境、外界湿气侵入体内所致。

在日常就医过程中，我们常听中医提及"湿气太重"。那么，湿气究竟为何物？它对人体又有哪些危害？为何会降低人的专注力？又该如何祛除体内的湿气呢？

现代医学已证实，人体约70%由水分构成，而脏腑、肌肉、骨骼、筋膜等有形组织仅占人体的30%。然而，需要明确的是，人体内的水并不等同于湿气，湿气亦非单纯的水。

众所周知，现代科学认为人体的健康温度维持在36~37℃之间。只要人体的五脏六腑、头面躯干能保持在这一温度范围内，人体即处于健康状态，不易生病。然而，现代医学在测量体温时，通常仅关注额头、腋下和手腕等部位，而忽视了脏腑和四肢的体温监测。因此，当脏腑和四肢的体

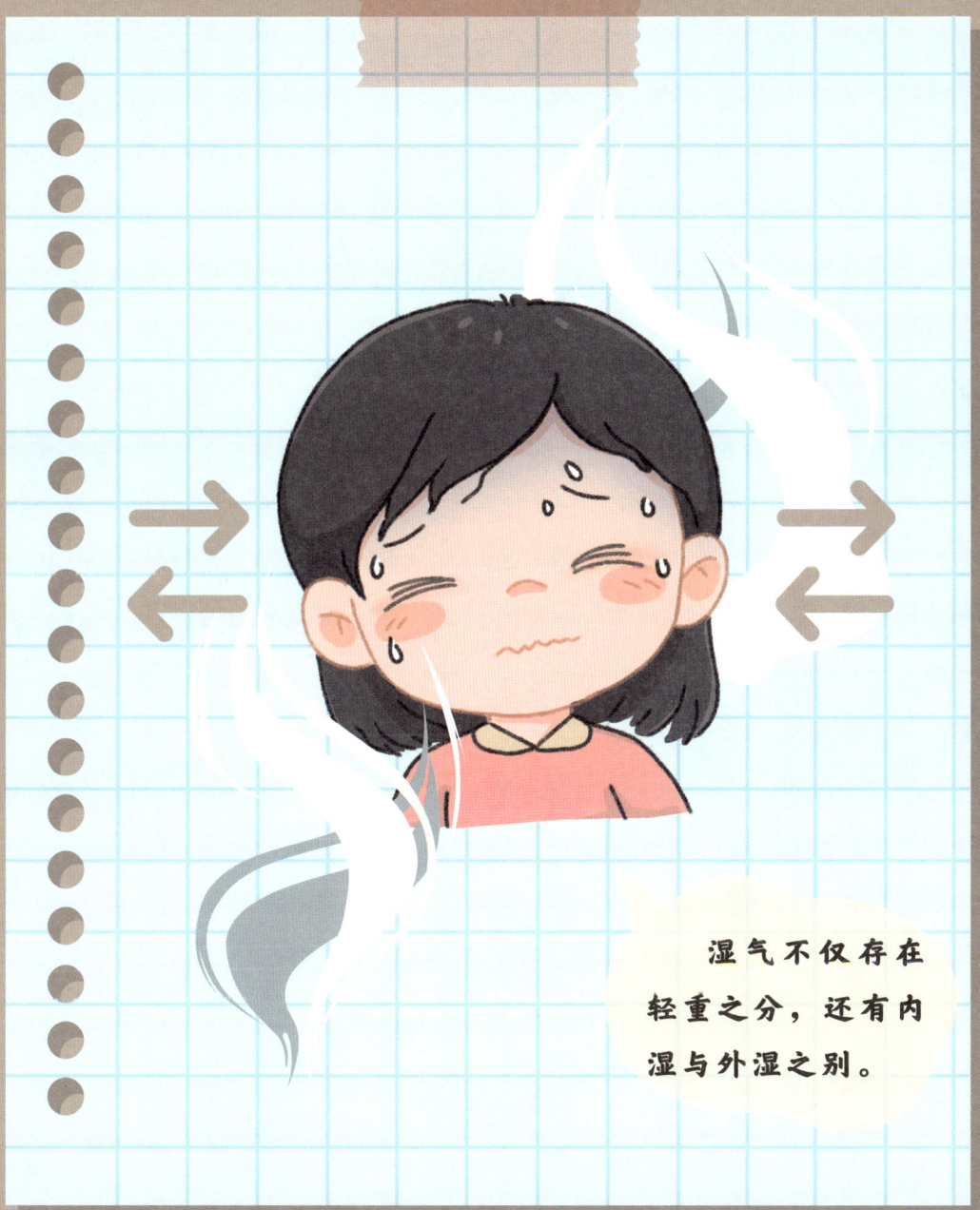

湿气不仅存在轻重之分,还有内湿与外湿之别。

10 湿为百病之根

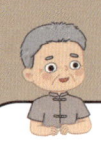

温下降时，我们往往难以及时察觉，只有当头、手、腋下或颈部的体温发生显著变化时，才会意识到身体可能出现了问题。这对于全身体温的监测而言，确实存在一定的滞后性。

在现代中医的一些研究中发现，人体内的水液只有在加热至与体温相近时才能被有效代谢，如小便和出汗等。在日常生活中，除了饮茶、喝咖啡和品汤外，大部分摄入人体的水分温度都低于36℃。例如，刚买回家的水果温度可能仅有十余摄氏度，而冷饮或冰镇饮料的温度可能更低。这些低温的水液进入人体后，并不能全部被加热至体温后吸收和代谢。特别是对于一些体温较低的孩子来说，他们的身体热量可能不足以将摄入的低温水液加热至体温水平进行吸收或代谢。此外，自然界中的气候变化，如户外潮湿、低温的空气，也会不断侵入人体，降低体液的温度，影响人体的吸收和代谢功能。

当这些低温水液无法被加热至与体温相同的温度时，它们就会滞留在人体内，形成湿气。在中医理论中，有"风为百病之长""寒为百病之源""湿为百病之根"，以及"千寒易去，一湿难除"的古训。这些中医理论充分说明了人体湿气不仅危害极大，而且难以祛除。

02. 湿气的危害

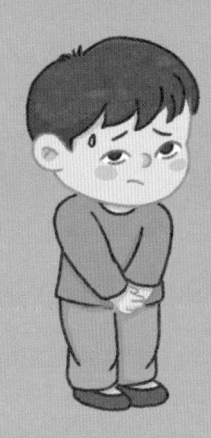

从中医的视角审视，湿气在体内大量积聚的根源在于人体脾胃运化功能的失常。现代人的饮食习惯偏向于肉食，营养过剩，常食大鱼大肉，且偏好肥甘厚味的食物。加之长时间久坐，缺乏足够的运动和锻炼，同时，喝冷饮、直接从冰箱取出食物即食、吃夜宵、熬夜等不良生活习惯，这些诸多因素共同作用，最终导致脾胃阳气受损，其运化水湿的能力随之下降，湿气便在体内逐渐堆积。

湿气不仅会增加人体的体重，更会让人终日感到疲惫不堪、精神萎靡。

此外，湿气还是多种疾病的诱因。它能渗透到身体的各个脏器、关节、肌肉、皮肤等，且与体外邪气内外呼应，遇寒则转化为寒湿，遇热则变为湿热，遇风则形成风湿，遇嘌呤则可能诱发痛风，若与废弃脂肪一同进入心血管，则可能导致心血管疾

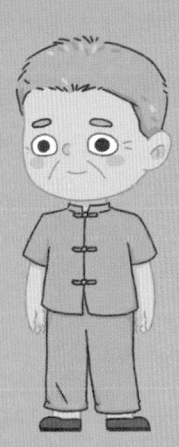

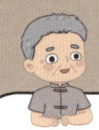

病，进入脑血管则可能引发更严重的后果。

湿气在体内某处长时间滞留，还会逐渐转化为更为黏腻、难以祛除的痰湿，从而引发一系列健康问题。例如：

痰湿积聚于肝胆，会导致口干口苦、脸色发黄、眼圈发黑、头晕心烦、情绪暴躁、眼睛干涩等症状；痰湿积聚于脾胃，则会造成腹部胀满、大腹便便、口臭、口淡无味、四肢乏力、大便黏腻不爽，以及对事物热情减退等问题；痰湿积聚于肺，会引发喉咙发痒、咽干痰黏、甲状腺结节、鼻塞、嗅觉减退等问题；痰湿积聚于肾，则会造成耳内潮湿、失眠健忘、头发易脱、关节僵硬等症状。

湿气还会导致腰酸、关节疼痛、舌苔黄厚、肤色暗黄出油、精神萎靡、胸闷等不良反应。它不仅损害我们的外在形象，更直接影响到我们的生活与工作质量。

湿气若与热、毒相互勾结，还会逐步侵蚀人的健康。长期湿气缠身，容易蕴积化热，受热后便会出现眼睛红肿、口角糜烂、尿黄、牙痛、咽喉痛、头晕、头发及皮肤油腻、口苦口干等症状。湿气过重还容易导致消化不良及食物代谢废物滞留，进而产生毒素，形成湿、热、毒三者的结合，共同危害人体健康。

03. 祛除湿气：提升专注力的关键

试想，一个深受湿气困扰的人，整日疲惫不堪、哈欠连天、昏昏欲睡，他又如何能集中精力工作、学习或享受生活？更何谈提升专注力？无论是孩子还是成人，都难以抵挡湿气带来的种种不便与困扰。

蒸蒸日上的事业离不开健康的体魄，同样，优异的学习成绩也需要健康的身体作为支撑。因此，为了身体健康，调理养生、保健祛湿应成为我们的首选。

除了避免坐卧于潮湿之地、注重防寒保暖外，我们的饮食习惯也需以清淡为主。在烹饪时，我们应尽量减少油、糖、盐的使用，采用蒸、煮、炖、氽、拌等更为健康的烹饪方式，替代炸、煎、红烧、腌制、熏烤、卤制等高油高盐的做法。同时，尽量避免冷食的摄入，以保护脾胃的阳气。

此外，多进行户外锻炼也是排出体内多余湿气的好方法，适当地发汗有助于身体排出湿气。在室内或车内使用空调时，应避免直接吹向人体，可采用循环方式调节室温，以减少湿气的侵袭。

中医有"药食同源"之说，通过食疗祛除湿气也是一种有效的方法。对于全身湿气较为严重的人，可以结合食补或中药调理，以达到更为显著的祛湿效果。

常见祛除湿气的食物有:

1. **淡竹叶:** 清热除烦,利尿通淋。
2. **红豆:** 养颜美容、益气养血、利水消肿。
3. **薏仁:** 利湿健脾,舒筋除痹,增强免疫力。
4. **槐米:** 凉血止血,清肝降火。
5. **芡实:** 益肾固精,补脾止泻,除湿止带。
6. **粳米:** 明目活血、益气、止烦、止泻。
7. **冬瓜:** 消热、利水、消肿。
8. **红薯:** 益气生津、通便排毒、降脂减肥。
9. **茯苓:** 利水渗湿,健脾,宁心。
10. **白术:** 补气健脾、燥湿利水、固表止汗。
11. **山药:** 健脾、补肺、固肾、益脑、益精养颜、抗衰老、抗疲劳。

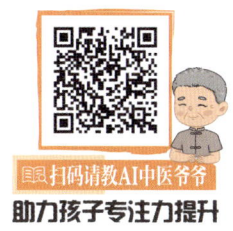
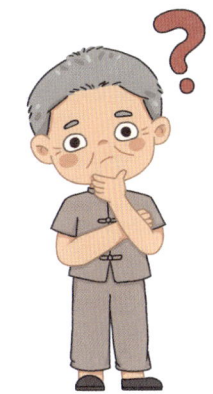

11 顺应自然

01. 脏腑的值班与休息
02. 人体十二经络
03. 五脏六腑的"窗子"

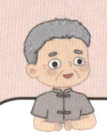

01. 脏腑的值班与休息

身体的五脏六腑是构成人体的核心组成部分,每一个器官都扮演着独特的角色,它们之间紧密协作,共同维持着人体生命活动的新陈代谢过程。任何一个器官的病变都会直接或间接地影响到人体的整体健康与身心状态。

传统中医理论中通常所说的"五脏",指的是人体的心脏、肝脏、脾脏、肺脏和肾脏这五个关键器官。

心脏:被誉为生命活动的中枢,控制着血液的循环,泵送血液至全身,确保各个器官得到充足的血液供应。

肝脏:不仅能够储存血液,调节血液循环量,还承担着代谢体内毒素、制造重要蛋白质以及合成胆汁等功能。

脾脏:主要负责食物的消化、吸收以及转运营养物质,也是一个重要的免疫器官。

肺脏:是呼吸系统的主要组成部分,其关键作用在于进行气体交换。

肾脏:不仅是排泄系统的主要器官,负责过滤血液、排除废物和多余水分,形成尿液,还参与调节血压、维持电解质平衡、产生红细胞以及促进骨骼健康等多种生理功能。

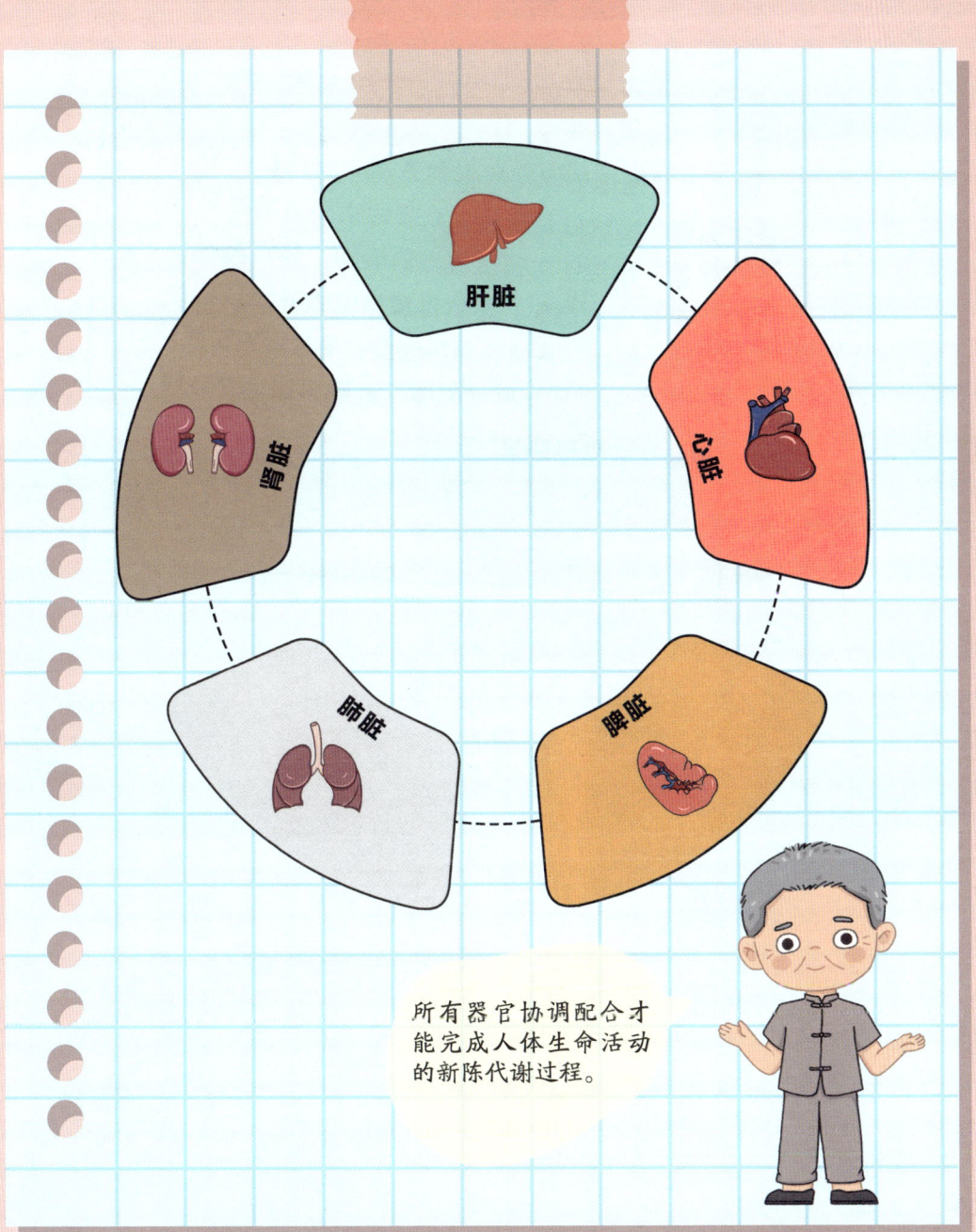

所有器官协调配合才能完成人体生命活动的新陈代谢过程。

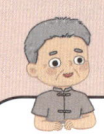

> 传统中医理论中通常所说的六腑，包括胆、胃、小肠、大肠、膀胱以及三焦。六腑的主要功能是受盛和传化水谷，即接受由五脏排出的废物，并将其转化为糟粕排出体外。例如，胃负责接受食物并进行初步消化；小肠负责进一步消化和吸收食物中的营养物质；大肠则负责吸收水分并形成粪便，最终排出体外；膀胱则负责储存和排泄尿液。

在传统中医理论中，五脏指的是心、肝、脾、肺、肾，它们主要负责贮藏精气、造血供氧等关键生理功能；而六腑则包括胆、胃、小肠、大肠、膀胱以及三焦，它们的主要职责是消化食物，吸收其中的精华，并将糟粕排出体外。五脏与六腑互为表里，相互协作，共同维持着人体正常的生理功能。

人体在感到疲劳时需要休息，我们的五脏六腑在长时间的工作后同样也需要得到适当的休息。然而，由于人体每时每刻都需要氧气和血液的供给来维持生命活动，因此五脏六腑并不能同时停止工作。为了平衡这一需求，它们采取了轮流值班、轮流休息的方式。

那么，五脏六腑是如何值班和休息的呢？在传统中医理论中，一天被划分为十二个时辰，每个时辰相当于现在的两个小时。这些时辰有着固定的名称，它们是根据古代天干地支中的十二地支来命名的，即子、丑、寅、卯、辰、巳、午、未、申、酉、戌、亥。人的属相也是根据这十二地支来确定的。

经过千百年的观察和实践，智慧的中医先贤发现，人体五脏六腑的值班和休息是依照十二个时辰轮流进行的。从每天夜里11点（子时）开始，每两个小时为一个时辰，直到第二天晚上9点至11点（亥时），完成一个完整的循环周期。这个过程周而复始，循环往复。

为了方便记忆和理解，古人将第一天夜里的11点至第二天中午的11点，即子时至午时，以及下午1点至第二天下午1点（虽然实际上并未完全对应，但此处为简化表述），这一规律称为"子午流注"。它形象地描绘了人体五脏六腑在不同时辰的值班和休息状态，为中医养生和治疗提供了重要的理论依据。

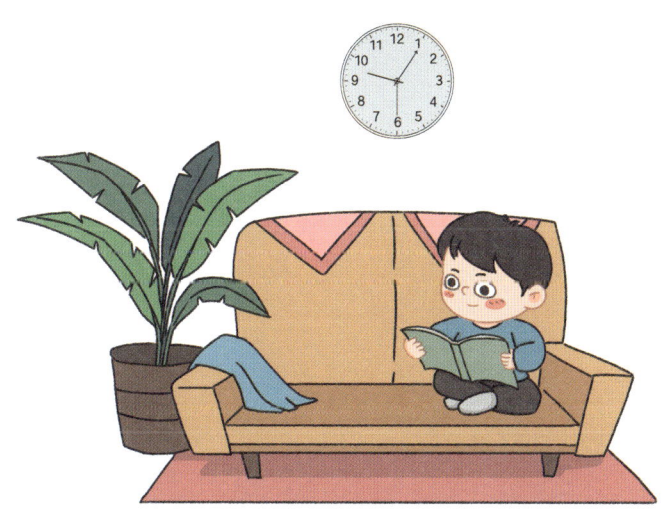

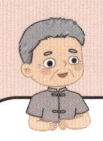

提高儿童专注力：中医爷爷有妙招 1

02. 人体十二经络

现代医学认为，人体的五脏六腑通过血管、淋巴以及神经系统等复杂的生理结构与全身紧密相连，实现各种生命活动的协调进行。而古中医则持有不同的观点，认为人体五脏六腑是通过经脉这一独特的系统与全身以及彼此之间相互贯通的。

心脏通过左右两条心经与全身贯通，小肠通过左右两条小肠经与全身贯通。

肝脏通过左右两条肝经与全身贯通，胆通过左右两条胆经与全身贯通。

脾脏通过左右两条脾经与全身贯通，胃通过左右两条胃经与全身贯通。

肺脏通过左右两条肺经与全身贯通，大肠通过左右两条大肠经与全身贯通。

肾脏通过左右两条肾经与全身贯通，膀胱通过左右两条膀胱经与全身贯通。

心包（心脏瓣膜所居之处）通过左右两条心包经与全身贯通，三焦通过左右两条三焦经与全身贯通。

古中医进一步认为，人体内存在着十二条主要经络和奇经八脉，以及众多穴位，这些穴位就像是经脉和络脉上的"开关"，管理着人体的气血供给，控制着新陈代谢的完成。这些经络和穴位共同构成了一个复杂而精细的生理调节网络。

古人还观察到，在一天的十二个时辰里，五脏六腑的反应是不同的。也就是说，在不同的时辰，不同脏腑的气血流速和强度会有所变化。

在每天的23：00~01：00，胆经的功能和反应最为强烈；

在每天的01：00~03：00，肝经的功能和反应最为强烈；

在每天的03：00~05：00，肺经的功能和反应最为强烈；

在每天的05：00~07：00，大肠经的功能和反应最为强烈；

在每天的07：00~09：00，胃经的功能和反应最为强烈；

在每天的09：00~11：00，脾经的功能和反应最为强烈；

在每天的11：00~13：00，心经的功能和反应最为强烈；

在每天的13：00~15：00，小肠经的功能和反应最为强烈；

在每天的15：00~17：00，膀胱经的功能和反应最为强烈；

在每天的17：00~19：00，肾经的功能和反应最为强烈；

在每天的19：00~21：00，心包经的功能和反应最为强烈；

在每天的21：00~23：00，三焦经的功能和反应最为强烈。

古人把脏腑在特定时辰功能和反应最为强烈的状态称为"当令"，也

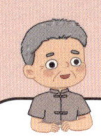

就是现代所说的"当班"。在每一个时辰,都有一个脏腑处于"当令"状态,负责主导该时辰的生理活动。而其他大部分脏腑则处于休息状态,只有少量功能在值班,以确保五脏六腑能够轮流运行,维持人体的正常生理功能。

03.五脏六腑的"窗子"

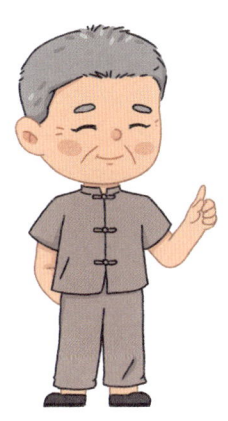

古中医理论认为,人体的五脏与外在器官有着密切的对应关系:肝脏与双目相通,心脏与舌相连,脾脏与口唇相应,肺脏与鼻相系,肾脏则与双耳相关。这意味着肝脏通过双眼感知外界,心脏借由舌头表达交流,脾脏经由口唇摄取食物,肺脏依赖鼻子呼吸空气,肾脏则通过双耳聆听声音。

人的专注力确实受到五脏六腑的直接影响:

心主神明,心不静则神明不宁,难以集中注意力。

肺主呼吸,为全身提供氧气,缺氧则影响全身脏腑功能。

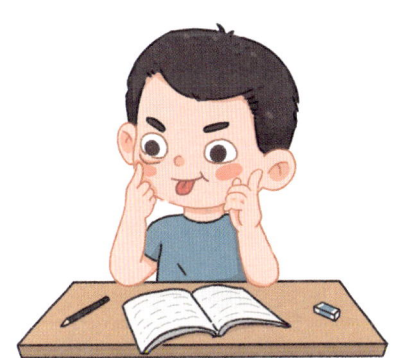

肝主疏泄,肝失疏泄则情绪不稳,影响专注力。

胆主决断,胆气不足则犹豫不决,难以集中精神。

心包络主喜乐,心包络有疾则情绪低

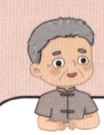

落，影响精力集中。

脾胃为后天之本，脾胃不和则食欲不振，消化不良，影响身体状态和专注力。

肾藏精，主骨生髓，肾气不足则精力衰退，难以持久工作。

膀胱主气化，调节水液代谢，膀胱有病则可能影响唾液分泌和小便排泄，干扰日常生活。

大肠主传化糟粕，大肠功能异常则可能导致便秘或腹泻，分散人的注意力。

众所周知，人的眼睛用于观察世界，舌头用于品尝味道，嘴巴和双唇用于摄取食物，鼻子用于嗅觉感知，耳朵用于听觉接收。而古中医进一步发现，青色、绿色易于入肝，苦味易于入心，黄色、土色及甘甜味易于入脾，辛味易于入肺，轻柔的声音则易于入肾。

因此，在日常生活中，家长可以引导孩子多接触自然，如观赏窗外的绿色植物和蓝天；在饮食上，适量摄入苦味食物如苦瓜、苦菜，以及黄色食物如小米、玉米和甘甜的水果蔬菜；适当闻闻辛味调料如葱、姜、蒜等，有助于调节肺脏功能；在闲暇时，多聆听轻柔舒缓的音乐，有益于肾气培补。这些做法在一定程度上能够辅助调节五脏功能，促进身心健康。

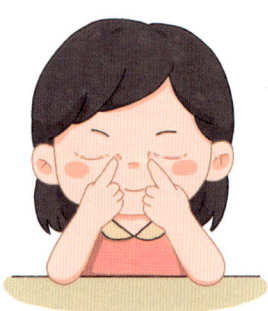

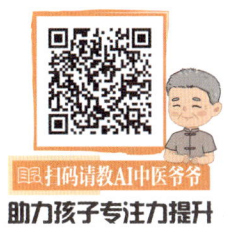

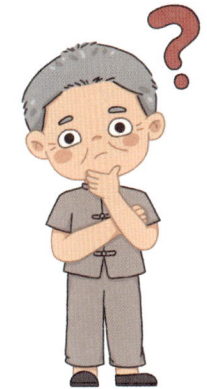

12 舒经通络 提升体温

01. 提高专注力的常规办法
02. 中医眼里影响专注力的疾病
03. 疏经通络与提升体温：提高专注力的两大妙招
04. 健康体魄是专注力的基石

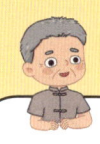

01. 提高专注力的常规办法

自控力薄弱往往源于多种因素。当我们打算投入某项任务时，却总被刷手机、看视频、玩游戏或浏览朋友圈等诱惑所吸引，即便朋友圈并无新内容，也会习惯性地点开查看。面对小小的挑战，我们可能会轻易气馁；面对简单却稍显复杂的任务，我们可能会心生懈怠，想要逃避。即便计划的任务近在咫尺，电脑就在眼前，我们也常常拖延着不愿开始工作或学习。

改善自控力薄弱的状况其实并不复杂。首先，我们可以为手机设置应用程序使用时间限制，如"屏幕使用时间"，明确规定每个应用程序的使用时长，一旦超时便无法继续使用。其次，保持桌面的整洁，并将手机放置在不易随手拿起的位置，如包内或宿舍的抽屉里。再者，将任务分解成若干个小步骤，确保每个步骤都简单易懂、易于执行，从而消除拖延的动机。最后，为自己设定奖励机制，每当成功完成某项任务时，便允许自己做一件喜欢的事情作为奖励。

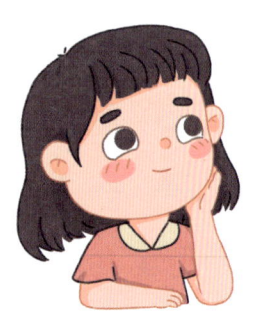

值得注意的是，专注力和自控力是有限的资源，且每个人的拥有量各不相同。如果孩子在成长过程中得到了父母和老师的有效培养，那么他们的

自控力和专注力可能会比同龄人更强。这意味着在面对需要消耗自控力的任务时，自控力更强的人能够更轻松地取得成功，而自控力较弱的人则需要付出更多的精力来对抗拖延、易受干扰等各种消极情绪。专注力强的人在面对诱惑时更能保持拒绝的能力，具有更强的延迟满足能力，他们更愿意将满足感延迟到完成任务之后。

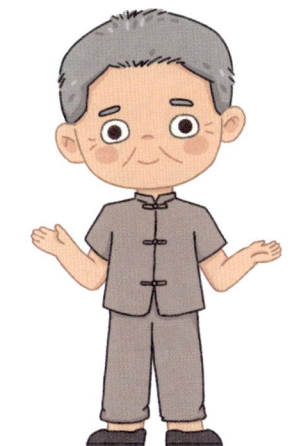

人类潜能的激发与重复练习密切相关。在重复的过程中，人们会不断地突破自己的极限。然而，随着互联网的飞速发展和手机的普及，信息化、碎片化的资讯不断更新，各种新鲜有趣的内容不断吸引着我们的眼球，分散着我们的注意力。因此，我们的专注力变得越来越低，越来越难以保持耐心。

如果我们能够每天放下手机一段时间，比如一个小时，除了接听电话外不看手机，然后逐渐增加这个时间段，直到能够控制自己在完成全部工作后再打开手机，那么我们就可以说已经成功提高了自己的专注力。

培养专注力的方法是先承认自己的专注力不够强，不要一开始就挑战自己连续保持专注一个小时以上。我们可以先从每次保持专注15分钟开始，然后逐渐增加到20分钟、25分钟等。当我们回头看到自己的进步时，成就感就会转化为动力和信心。

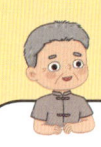

02.中医眼里影响专注力的疾病

在中医的视角中,人体的五脏六腑与全身的肌肉、筋膜、骨骼、血管、神经、淋巴及皮肤等组织,通过错综复杂的经络、穴位紧密相连,共同维持着生命的运作,并从五谷杂粮、食物及水中汲取能量,进行新陈代谢。

古中医理论认为,人体疾病多源于经络的堵塞或不畅。正如古语所说,"通则不痛,痛则不通"。中医的六种主要治疗方法——砭石(刮痧)、银针、艾灸、汤药、导引、按跷(推拿按摩),皆是基于循经找穴、药物归经、疏经通络的原理而发挥作用的。

疾病的产生,既可源于外部环境中的风、寒、暑、湿、燥、火六淫邪气侵袭,也可因个人的不良生活习惯,导致体内痰饮、水肿、瘀血等病理产物积聚,进而引发经络堵塞或不畅。

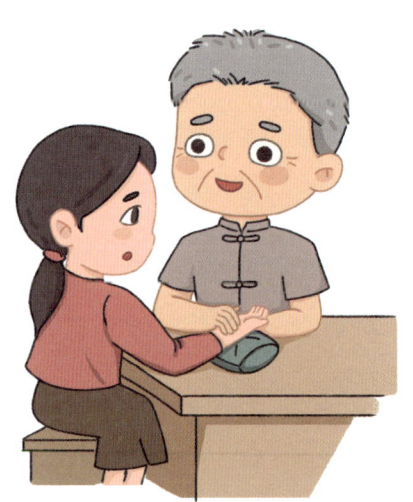

中医通过望闻问切四诊合参,辨明疾病的标本虚实,再根据病情的轻重缓急,

运用刮痧、拔罐、艾灸、针刺、汤药、点穴、呼吸吐纳、按摩、热敷、浴疗等多种方法，驱邪外出，扶正固本，达到治疗疾病的目的。

人体内与五脏六腑相联系的经络共有十二条，加上连接脊柱和胸腹的任督二脉，合称"十四经"。这十四条经络分别为肺经、大肠经、胃经、脾经、心经、小肠经、膀胱经、肾经、心包经、三焦经、胆经、肝经、任脉和督脉。三焦作为六腑之一，被视为五脏六腑所居住的"房子"，即胸腔和腹腔。为了与三焦相对应，古人将心包（心脏瓣膜所居之处）独立出来，形成五脏六腑各六条经络的格局。

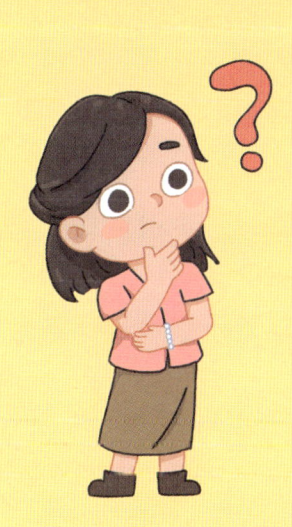

当孩子出现专注力不集中的问题时，家长应细致观察孩子面部的五色变化（青、赤、黄、白、黑），留意孩子对五味（酸、苦、甘、辛、咸）的反应，倾听孩子的呼吸声、笑声、歌声、哭声及呻吟声，仔细检查孩子发音时齿、舌、喉及唇的动作，以及孩子的情绪变化（怒、喜、思、悲、恐）。通过这些观察，可以初步判断孩子体内是否存在脏腑功能异常。随后，可借助中医的各种治疗方法，将病邪祛除体外，帮助孩子恢复健康，进而提升专注力。

12 舒经通络 提升体温

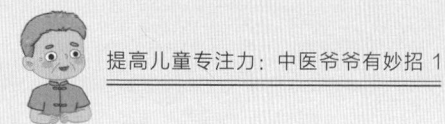

03. 疏经通络与提升体温：提高专注力的两大妙招

疏经通络与提升体温是中医提高专注力的法宝。

疏经通络

在古老的中医体系中，经络的畅通与否被视为健康与疾病的关键。中医认为，一切疾病的根源，皆源于经络的堵塞或不畅。古中医所倡导的六种治疗方法——砭石、银针、艾灸、汤药、导引和按跷，正是通过循行经络、打通穴位，从而发挥治疗作用。

循经刮痧、针刺经络穴位、艾灸温热穴位、药物归经、导引任督二脉以及推拿按摩等中医技艺，无不彰显着古中医的医道与医理。因此，作为家长，掌握一些简单的经络穴位知识显得尤为重要。当孩子遇到发烧、感冒、消化不良、腹泻等常见疾病时，我们可考虑利用点按穴位、疏通经络的方法，在送医治疗之余，为孩子缓解病痛。

提升体温

从中医的角度来看，"寒为百病之源"。因此，提升体温成为预防和治疗疾病的关键。只要将体温保持在健康的范围内，患病的几率会在一定程度上降低。

提升体温的方法多种多样，如进行有氧运动、做操、练瑜伽、舞蹈、打太极、跑步、登山、快走等。家长可以根据孩子的年龄和兴趣进行选择，并陪伴孩子坚持锻炼，以提升体温和免疫力。

当然，在孩子身体不适时，强求其通过锻炼来治愈疾病并非明智之举。此时，可以让孩子用热水泡脚，饮用葱姜红糖茶，并为其按揉风池穴、承山穴、太冲穴、涌泉穴、鱼际穴、合谷穴等穴位。若孩子发烧，还可为其"推三关"（一种中医推拿手法）。这些传承千年的宝贵经验，能够在一定程度上为孩子驱寒祛病、恢复健康。

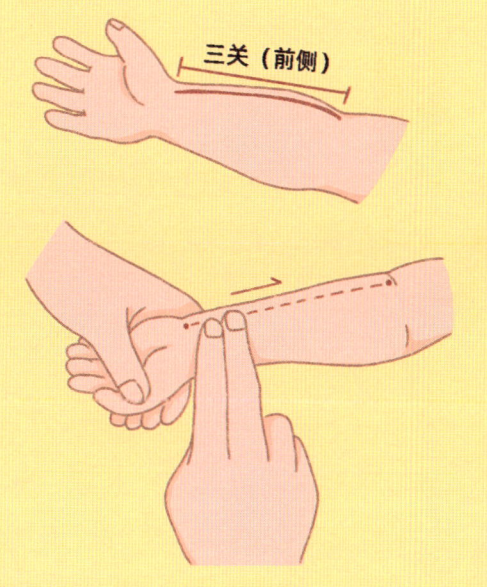
三关（前侧）

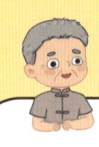

提高儿童专注力：中医爷爷有妙招 1

04. 健康体魄是专注力的基石

中华民族繁衍与传承的核心目标，在于确保人民的身心健康与体魄强健。这正是古中医的智慧与传承之精髓所在。

父母在养育孩子的过程中，无不期望孩子能拥有出色的专注力，从而在学业上取得优异成绩。然而，要实现这一目标，让孩子拥有一个健康的身体至关重要！

众所周知，生命是世间最宝贵的财富。对于生命而言，健康无疑是重中之重。没有健康的体魄，其他一切都如同空中楼阁，无从谈起。

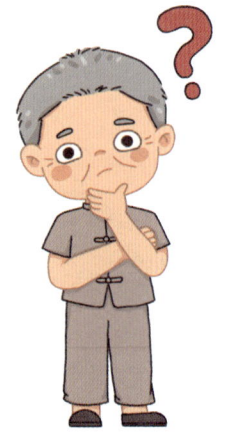

何为健康体魄？

简而言之，健康的体魄意味着：拥有敏锐的听觉，能聆听世间万物的声音；明亮的双眼，能洞察世界的美好；灵敏的味蕾，能品尝到人间的美味。同时，健康的身体还意味着能够倒头就睡，醒来时按时起床，精神饱满。五脏六腑和谐运作，四肢强健有力，头脑清晰，思维敏捷，新陈代谢顺畅自如。

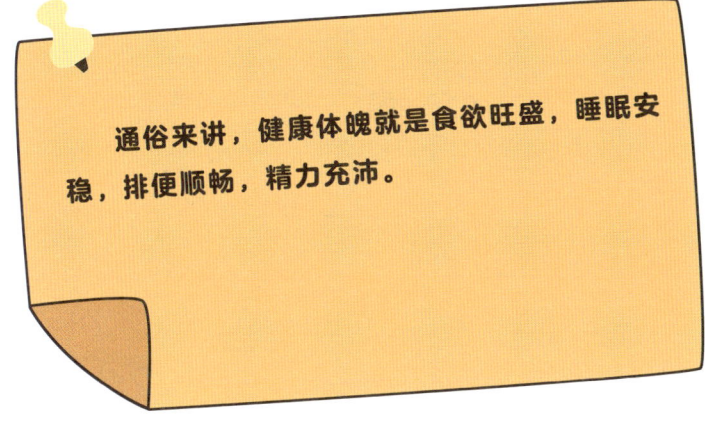
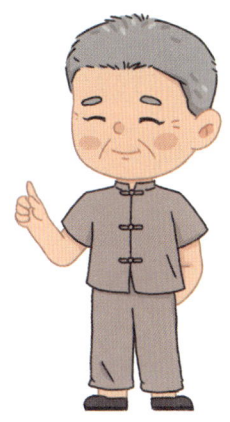

通俗来讲，健康体魄就是食欲旺盛，睡眠安稳，排便顺畅，精力充沛。

因此，在长达十几年的子女培养与教育过程中，我们首先要确保孩子拥有健康的体魄，这是他们创造未来、走向美好生活的坚实基础。

健康的身体是美好灵魂的基石。父母若能运用古老的国粹——中医经络体系，为孩子疏通经络，保持其身体健康，我们便会发现，孩子的纯真快乐、学习生活、个性发展、专注力与良好习惯等，都会成为随之而来的收获与喜悦。

我们还会发现，当我们将培养孩子的专注力这一目标聚焦于让孩子健康、快乐、拥有美好童年这一正确方向上时，我们既能避免舍本逐末，又能收获满满。

当我们成为称职的父母，孩子也终将如我们所愿，成为照亮未来的曙光。

提高儿童专注力

中医爷爷有妙招 ②

宗绍峰 / 著

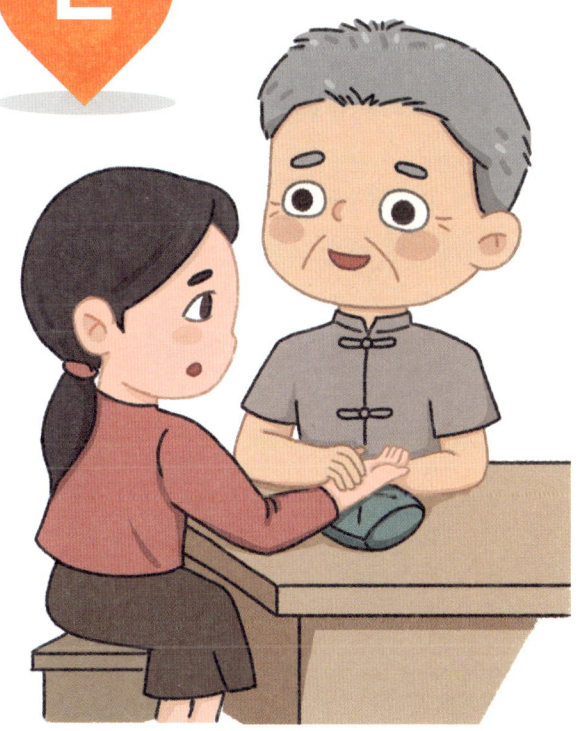

晨光出版社

图书在版编目（CIP）数据

提高儿童专注力：中医爷爷有妙招/宗绍峰著.--昆明：晨光出版社，2025.4
ISBN 978-7-5715-1680-2

Ⅰ.①提… Ⅱ.①宗… Ⅲ.①中医儿科学－基本知识 Ⅳ.①R272

中国版本图书馆CIP数据核字(2022)第207491号

提高儿童专注力
中医爷爷有妙招 ❷

宗绍峰 / 著

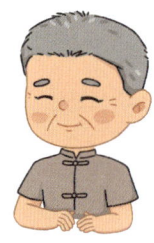

出 版 人	杨旭恒		
策 划	杨旭恒 彦晴鹏		
责任编辑	关 鹏		
特约编辑	木 夏		
插 画	钟钟插画工作室-许小露露	排 版	云南安书文化传播有限公司
装帧设计	薛智元 唐 剑	印 装	云南金伦云印实业股份有限公司
责任校对	杨小彤	版 次	2025年4月第1版
责任印制	廖颖坤	印 次	2025年4月第1次印刷
出版发行	晨光出版社	书 号	ISBN 978-7-5715-1680-2
地 址	昆明市环城西路609号新闻出版大楼	开 本	889mm×1194mm 1/24
邮 编	650034	总印张	15
电 话	0871-64186745（发行部）	总字数	200千
	0871-64178927（发行部）	总定价	98.00元（全3册）

晨光图书专营店：https://chenguangchubanshetushu.tmall.com/

目录

1 有诸内，必形诸外……1

01. 孩子走神的生理原因 …………………………… 3
02. 孩子走神的心理原因 …………………………… 5
03. 解决走神，身心并重 …………………………… 6

2 阴阳调和，万物生长……9

01. 什么是阴阳 ……………………………………… 10
02. 儿童发育时期的阴阳关系 ……………………… 12
03. 把握阴阳平衡 …………………………………… 16

3 生活习惯的养成……19

01. 喝水的学问 ……………………………………… 21
02. 排便、排尿的学问 ……………………………… 23
03. 睡觉的学问 ……………………………………… 25
04. 正视孩子做小动作的原因 ……………………… 29
05. 控制情绪也是好习惯的养成 …………………… 31

目录 2

4 兴趣是专注力的老师……35
01. 兴趣激发求知实践 …………………………………………… 36
02. 培养兴趣就是培养专注力 …………………………………… 39

5 遵循自然规律的科学思维方式……41
01. 什么是自然规律 ……………………………………………… 42
02. 什么是科学的思维方式 ……………………………………… 44
03. 培养孩子的科学思维 ………………………………………… 47

6 什么是隐性饥饿……53
01. 隐性饥饿 ……………………………………………………… 54
02. 造成隐性饥饿的原因 ………………………………………… 55
03. 如何解决隐性饥饿的问题 …………………………………… 58

目录

7 顺应五季，强身固体……63

01. 春养肝 …………………………………… 65
02. 夏养心 …………………………………… 70
03. 长夏祛湿 ………………………………… 75
04. 秋养肺 …………………………………… 79
05. 冬养肾 …………………………………… 83

8 药食同源……87

01. 食物就是药物 …………………………… 88
02. 药物与食物的"四性""五味" ………… 89
03. 药食"五字诀" ………………………… 91
04. 药食用量需谨慎 ………………………… 94
05. 药食中的红与黑 ………………………… 96
06. 聚"精"会"神"的穴位 ……………… 97

9 健康的父母是孩子的榜样……101

01. 健康的榜样怎么做 ……………………… 103
02. 健康父母的生活习惯 …………………… 105
03. 健康的身体很重要 ……………………… 106
04. 健康的食物很重要 ……………………… 108

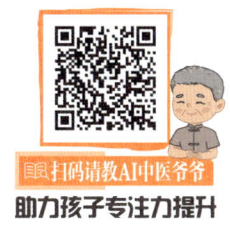

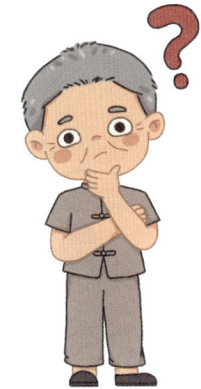

1 有诸内，必形诸外

01. 孩子走神的生理原因
02. 孩子走神的心理原因
03. 解决走神，身心并重

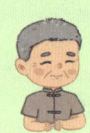

提高儿童专注力：中医爷爷有妙招 2

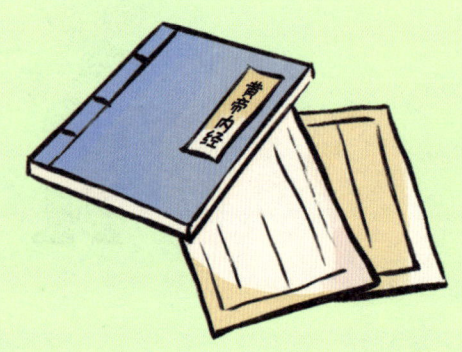

千年中医典籍点明"有诸内，必形诸外"——脏腑、气血波动或病变，会借舌苔、面色、脉象等身体语言，诉说健康状况。那么，有不少家长就会问："孩子爱'走神'是病吗？"这是因为孩子处于幼龄阶段，"走神"情况较为常见。

其实，走神是很常见的现象，它不是病。走神的现象往往夹杂着忧虑、烦恼、喜悦、思考等复杂的情绪。家长要弄清楚自己的孩子走神的根源是生理上的反应，还是心理上的反应。

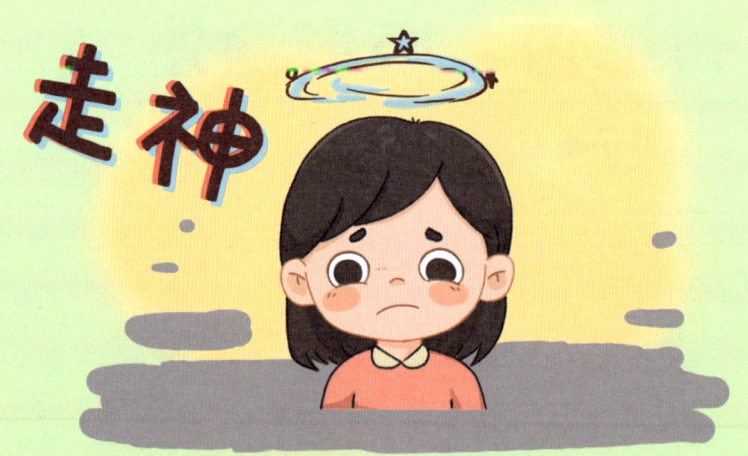

01. 孩子走神的生理原因

发育因素

神经系统若发育迟缓可能对儿童的大脑活动造成较大的影响，导致儿童注意力不集中，表现为上课时爱走神，专注力涣散。比如儿童不能理解老师讲的话，不能随老师教的内容去思考。有些患有不易发现的边缘性智力障碍的儿童更是如此。

个体差异因素

儿童的气质特征会受到父母遗传因素的影响。他们有的活泼好动、兴趣广泛，有的兴趣专一、喜欢安静。

所以，针对儿童的不同气质特征，家长和老师要"对症下药"。

对于好动的孩子，要找点安静的事让他做，比如，跟着爸爸去钓鱼、和妈妈比赛用筷子夹起泡在水里的玻璃珠子……通过需要屏息静气才能完成的任务来培养孩子的专注力。

在学校，老师可以让过于安静、处在走神状态中的孩子起来回答问题或上讲台擦黑板等，使孩子专注于老师安排的任务，从而改善走神的情况。

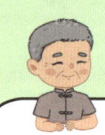

饮食因素

现在部分孩子的饮食过于精细,孩子爱吃的零食中往往含有色素等食品添加剂。孩子偏食或常吃零食,易导致体内维生素和微量元素缺乏,造成营养吸收不平衡,从而精神不集中,上课时无精打采。

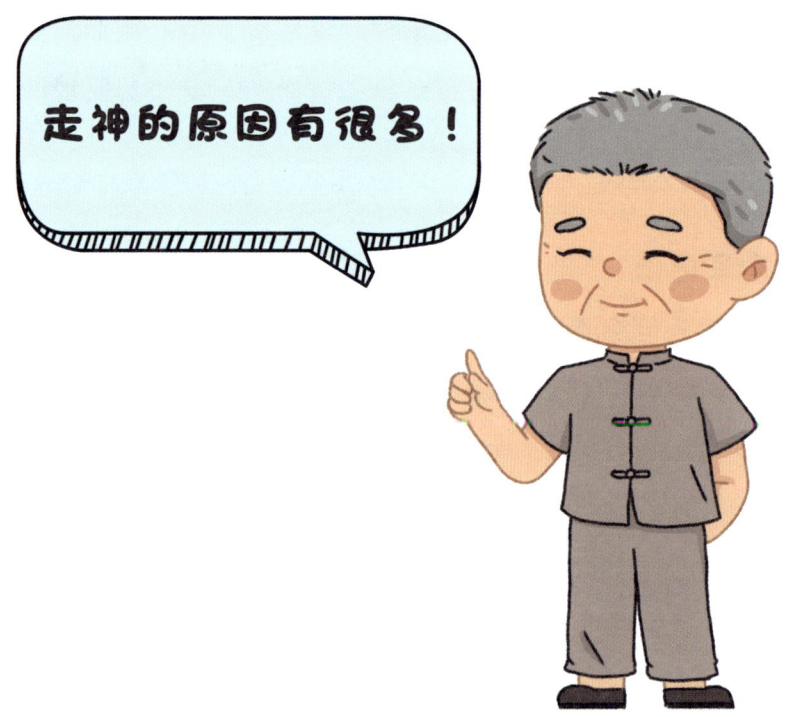

02.孩子走神的心理原因

心理卫生问题

一些非智力因素也可能使儿童出现上课走神和学习困难的情况,包括志向、兴趣、毅力等方面,这些都受家庭风气和社会风气的影响。这类孩子表现为情绪不稳定、焦虑、恐惧及行为和品行问题,如厌学、逃学、说谎、偷窃等。有些患精神疾病的孩子上课也会走神。

不良的教育模式

这主要是由于父母不适当或过高的学习期望,孩子心理过度紧张,导致厌学,主要表现为上课走神或打瞌睡。另外,一些老师不考虑儿童的心理承受能力,不根据儿童的心理特点和注意力集中时间的长短,采用满堂灌的教学方法,这也是导致儿童上课走神的一个重要原因。

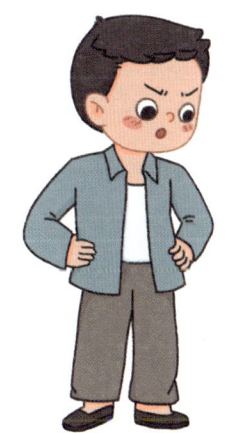

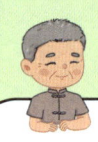

03. 解决走神，身心并重

人体的五脏六腑健康，是保障人少生病的重要基础。身体的一切反应都来自五脏六腑的健康状况和相互协调的状态。

防止生理性走神的措施

对于发育迟缓、躯体疾病、个体差异这些生理性因素，家长要知晓并接受科学的医学常识。虽然遗传会对孩子的体质和智力产生一定影响，但通过合理饮食、规律运动、系统教育等科学的后天干预和个人持续努力，完全可以实现体质增强与智力提升，突破先天条件限制。

如果孩子发育迟缓、智力低于同龄孩子或有先天性疾病，那么父母要做的就是陪伴孩子，让孩子在身体可以承受的范围内健康、快乐地生活和学习，不盲目地给孩子施加学习压力。

如果孩子是因为个体差异而不能安静地学习或做作业，那么家长就要帮助孩子一起制订学习和娱乐计划，要求孩子按时完成作业。孩子既要按时完成学习计划，让知识吸收更高效，也要按时完成娱乐计划，使身心放松更合理，这样才能养成良好的作息习惯。

如果孩子因为体质的原因容易走神，上课学习效率低，这时家长就应该让孩子加强营养，尽量少吃寒凉食物，在日常饮食中提供营养均衡的有机食物。

防止心理性走神的措施

家长要重视孩子的品德教育,对守信、有毅力、不说假话、尊重长辈、互敬互谅、爱惜粮食、节水环保等"品德红线"坚守不让。这些是孩子长大后步入社会,成为一个合格公民的基本要求。

家长应该改变自己对孩子不适当(如过高)的期望值,更不能把自己没有实现的梦想强加在孩子身上,过重的压力会让孩子不堪重负。

对于一些老师填鸭式的教学方法,家长可以根据自己孩子的接受能力跟老师私下沟通交流,同时引导孩子观看不同风格的教学视频,以帮助孩子逐渐适应不同老师的教学风格。

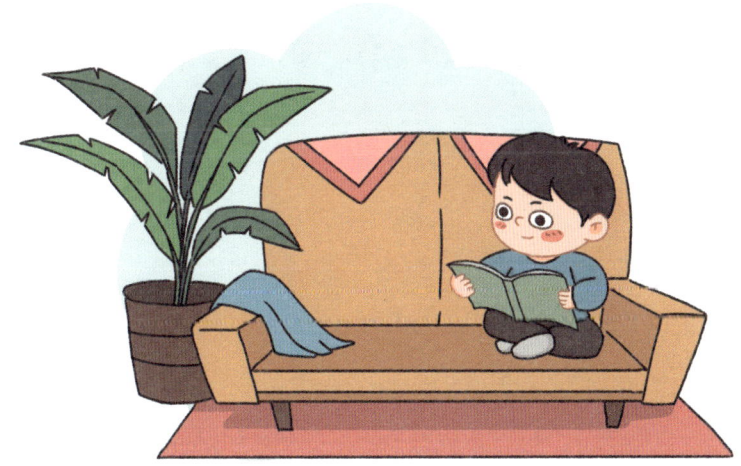

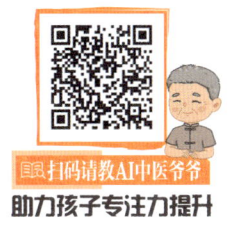

扫码请教AI中医爷爷
助力孩子专注力提升

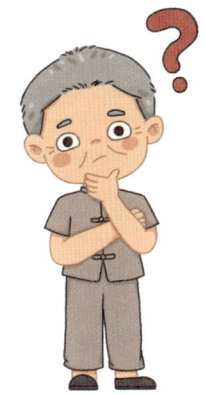

2 阴阳调和,万物生长

01. 什么是阴阳
02. 儿童发育时期的阴阳关系
03. 把握阴阳平衡

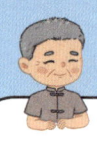

01. 什么是阴阳

  智慧的华夏祖先通过观察太阳和月亮，发现了白天和黑夜循环更替的规律。又历经千百年的观察和积累，人们发现了自然界的万事万物都蕴藏着相互统一、相互对立和相互转化的规律。比如，天和地、高和矮、长和短、大和小、男和女、雌和雄、寒和热、干和湿、快和慢、胖和瘦、饥和饱……这些都是相对的。古人把这种化生万物的两种相辅相成的辩证关系称为"阴阳"。

  阴阳哲理自身具有统一、对立和互化三个特点，它是各种事物孕育、发展、成熟、衰退直至消亡的原动力。可以说，世间万物，皆有阴阳之道。

  中国古代的阴阳学家，通过千百年的观察与实践，总结出了人与天地和谐共生的方法。智慧的祖先通过观察太阳、月亮来区分白天和黑夜，把一个昼夜划分成十二时辰，表明十二时辰是天地消长的最小周期。人的生活规律要与天地运行的节律相吻合。通过观察地球围绕太阳公转和自转的规律，人们知道了地球上的气候会发生明显的变化，这决定着大地上所有农作物的生长状态和收成，于是创立了中华民族独有的二十四节气。同样，我国古代的中医理论也倡导人们要遵循天地万物的自然规律来生活，让阴阳互补，从而强健身体、延长寿命、提高生活质量。

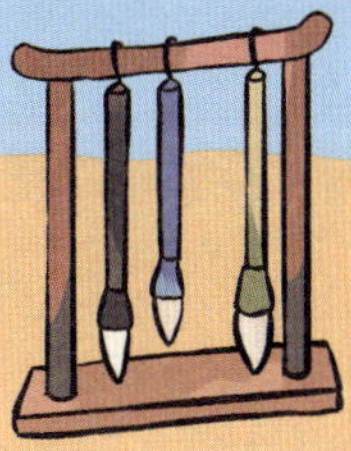

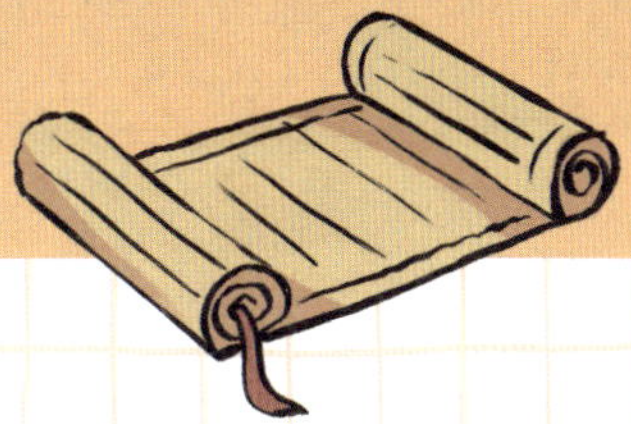

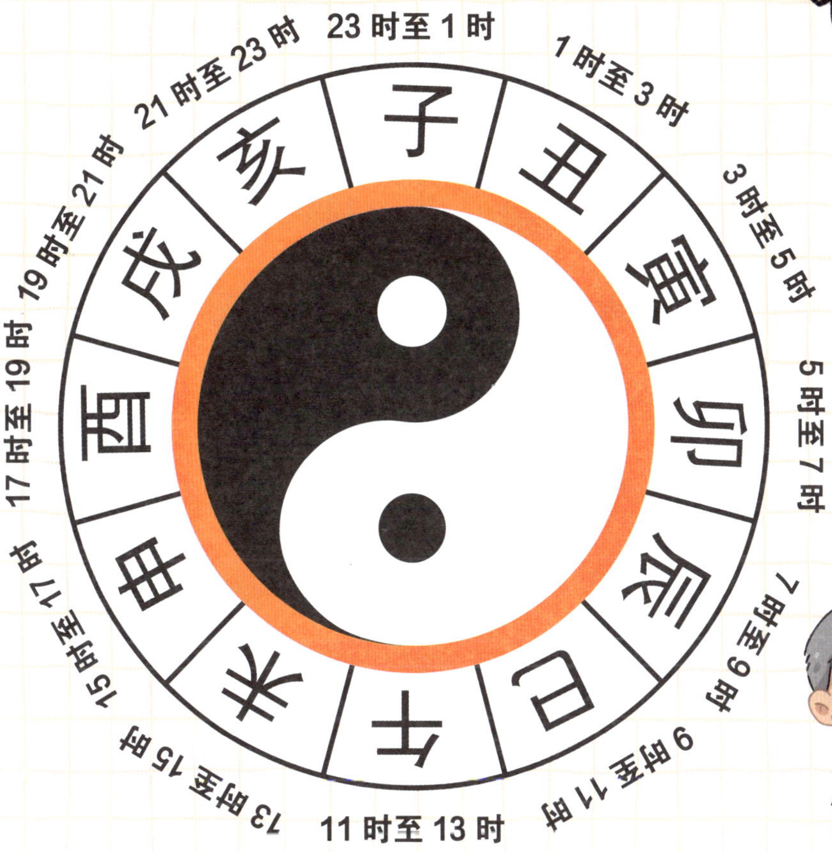

2 阴阳调和，万物生长

23 时至 1 时
1 时至 3 时
3 时至 5 时
5 时至 7 时
7 时至 9 时
9 时至 11 时
11 时至 13 时
13 时至 15 时
15 时至 17 时
17 时至 19 时
19 时至 21 时
21 时至 23 时

子 丑 寅 卯 辰 巳 午 未 申 酉 戌 亥

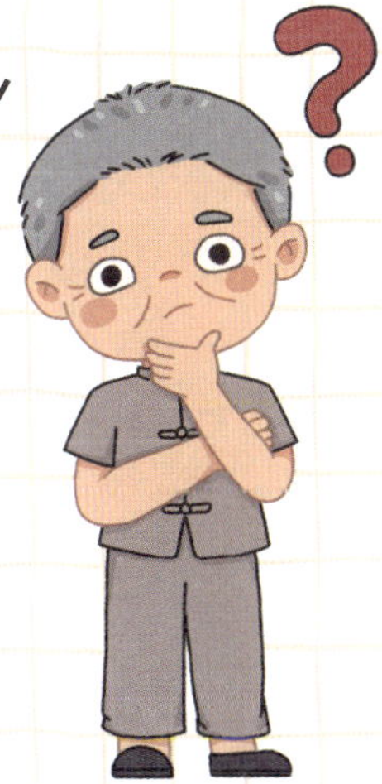

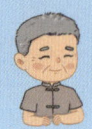

提高儿童专注力：中医爷爷有妙招 2

02. 儿童发育时期的阴阳关系

> 这里所讲述的阴阳概念是指孩子在整个生长发育过程中的平衡辩证关系。作为家长，要学会从阴阳平衡、互补的角度关注孩子的生理和心理状态。

体温：寒和热

若孩子发烧了，身体会有不适的反应，或者烧得面红耳赤，或者有感冒、咳嗽等症状，这个时候为孩子降温是最重要的。只要找到发热的病因，孩子很快就会康复的。

但是孩子长期体温低，是不容易被发现的。一些不合季节的生活习惯对孩子的成长是不利的。比如饮食上喜冷贪凉，穿衣常裸露肩臂、双腿，穿拖鞋裸露双脚等，都会在日复一日中让寒气侵入孩子的体内。日积月累，寒气在体内积累到一定数量，达到或超过体内阳气的抵抗力极限时，就会打破这

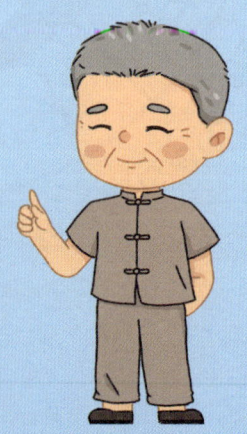

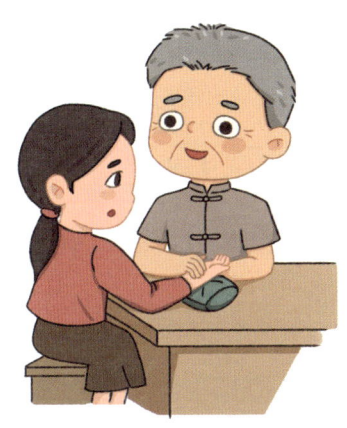

种平衡。于是发烧、感冒、打喷嚏、咳嗽、过敏性鼻炎、过敏性皮炎、拉肚子等疾病就会找上门来。作为家长要帮助孩子懂得身体内寒与热是平衡的，不能随意打破平衡。

身高：高和矮

如果孩子的身高过高或过矮，家长就需要带孩子到医院做家族遗传病基因检测或脑垂体等相关检查。如果医院的检查结果正常的话，则不需要过于担心。那么家长要关注的就是孩子是否养成了均衡营养的饮食习惯和良好的生活习惯。引导孩子参加一些体育运动，增强身体素质，以利于身体的正常发育。只要不是病理性的就不用过于担心，如发现有不良的饮食习惯或生活习惯则需要纠正或微调。

体重：胖和瘦

在儿童的生长发育过程中，大部分孩子的体重增长是均衡的。但是，因为生活质量的提高，有不少家庭的孩子营养过剩，孩子偏胖的情况较多。这种现象发生后，作为家长，要注意控制孩子对高能量食物的摄入，要让孩子多食用一些碱性食物，荤素搭配，不偏食。另外一种情况是孩子身体内有寒湿，这种情况也会导致孩子肥胖。但这种肥胖是虚胖，体内堆积的是水湿，应及时就医，排湿排毒。

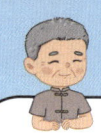

饮食：饥和饱

孩子的饮食包括数量和质量。数量就是每一天、每一餐摄入的量，是否有忽多忽少、暴饮暴食等不良习惯。质量就是每天早、午、晚餐的饮食搭配，肉、蛋、菜、主食、水果等是否科学、合理、均衡。稳定的饭量、均衡的饮食才能保障孩子的健康成长。

情绪：高和低

任何一个人都会有情绪高涨或情绪低落的时候。不要强求孩子永远保持高涨的情绪和学习热情。

当孩子情绪高涨的时候，要及时肯定、表扬和鼓励。当孩子情绪低落的时候，比如考试成绩不理想等，家长千万不能一味地责怪孩子，而是要耐心细致地帮助孩子找出原因，引导孩子尽快走出情绪的低谷。

脾气：好和坏

任何人都有脾气好或坏的时候。孩子有时发点小脾气可能是一种情绪的宣泄。如果不是原则性问题，就让孩子发泄一下。负面情绪长时间地积累，对孩子成长是不利的。

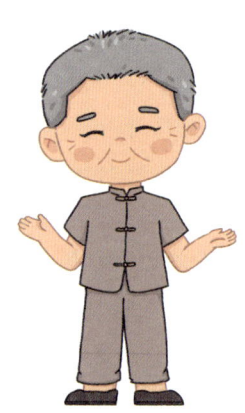

如果发现孩子经常发脾气，甚至无事生非地发脾气，家长就要观察一下孩子的身体状况是否有异常，学校或家庭里是否有刺激孩子的外部因素。如果孩子发脾气是无理取闹，那就要严厉批评，并为孩子指出正确的处事方法。

做事：快和慢

每个人做事情的速度有快有慢，但无论个人的性格如何，一定的合理速度范围是衡量快慢是否适宜的参考。在一个集体里，总会有一些儿童的学习速度比较慢。性情慢、做事情细致并不是缺点，可完成作业或考试是有时间限制的，所以应该在保证细致的同时注重效率，养成合理把控速度的学习习惯。作为家长，要在日常生活中培养孩子有快有慢、张弛有度的学习和做事习惯。

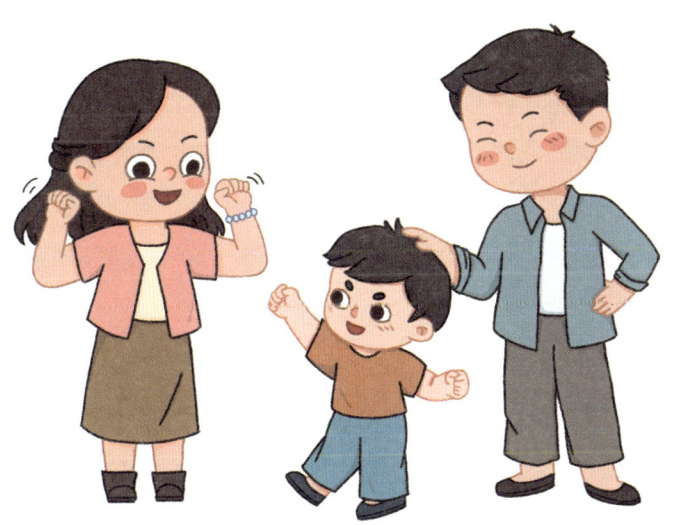

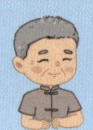

03. 把握阴阳平衡

阴阳平衡是古代中医对人体健康的核心认知。阴阳平衡是人体各种生理功能正常运行的保障。可以说，阴阳平衡是生命活力的根本。

把握寒热

作为家长，要经常抚摸孩子的手脚。如果孩子的手脚都是冰凉的，那就是孩子受寒了。只有阳气充足，孩子才能更好地抵抗寒冷的侵袭。此时，家长就应该为孩子提升体温做准备了。

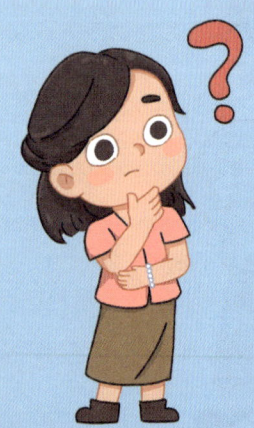

提升体温最快捷的方法是驱寒。家长可以在饭菜中适当增加生姜、葱白、桂圆、大枣、羊肉、牛肉、韭菜、粳米等食物；每周用热水泡脚2~3次；晚上睡觉前，用手掌为孩子搓背至发热。如果孩子手脚冰凉的时间比较长，建议让孩子多喝含有生姜、葱白、红糖的茶水，也可用生姜、艾叶、当归煮水后给孩子泡脚。

注意风邪

古代中医认为"风为百病之长",风邪不仅容易引发伤风、风寒、风热、风湿、中风等身体病症,经常性地吹风还会导致风邪在体内滞留,聚积到一定程度时易导致五脏中风。如果是肝脏中风,会有易出汗、怕吹风,情绪低落、爱发脾气的症状。因此,要及时祛除风邪,调节阴阳平衡以恢复正常。

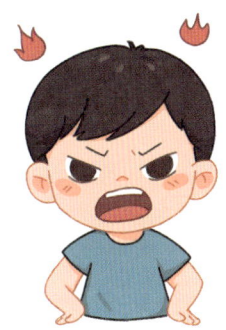

关注湿气

当家长发现孩子发胖、爱睡觉,经常打哈欠,精力不集中,千万不能简单粗暴地指责孩子懒惰,而是应该为孩子检查一下体内是否有湿气。

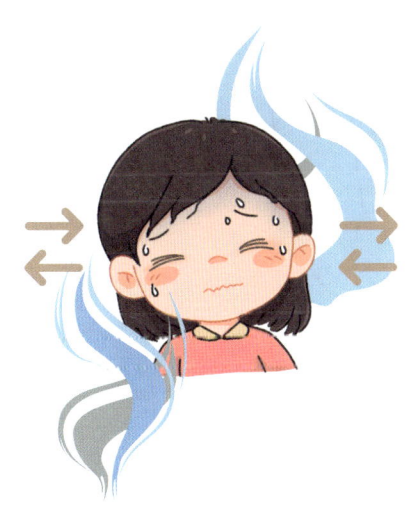

检查湿气的简便方法有两个:一个是看舌苔,舌苔厚腻就是湿气重,舌苔发黄就是有湿热,舌苔发白就是有寒湿;另外一个是看孩子的大便,孩子湿气重,大便通常稀软、不成形。

祛除湿气的食疗方法:用红豆、薏米、陈皮、山药、莲子、小米、玉米、冬瓜、萝卜、茯苓、白术等煲汤,同时忌食生冷食物。

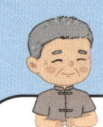

提高儿童专注力：中医爷爷有妙招 2

定期体检

　　坚持每1~2年为孩子做一次体检。体检的内容包括身高、体重、内科、外科、五官科等项目，这些体检数据可以科学地反映孩子成长期间的健康状况。定期体检，能在某些疾病的初期实现早发现、早治疗、早治愈。

　　如果学校统一组织，就让孩子按时参加体检；如果学校没有统一组织，家长可以利用寒暑假带孩子去医院体检。

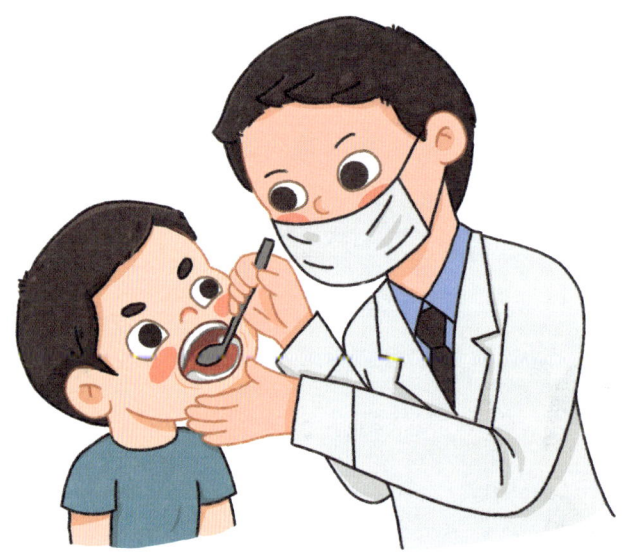

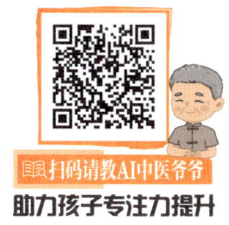

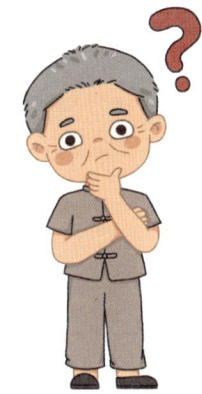

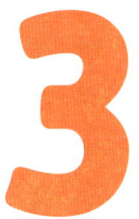

生活习惯的养成

01. 喝水的学问
02. 排便、排尿的学问
03. 睡觉的学问
04. 正视孩子做小动作的原因
05. 控制情绪也是好习惯的养成

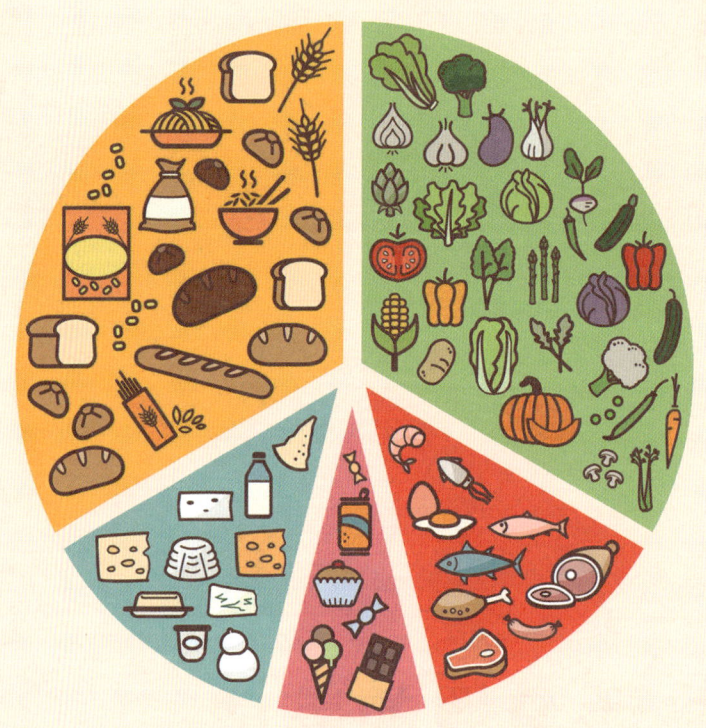

　　食物是一个人赖以生存的物质基础。没有食物，人是无法生存的。食物主要包含碳水化合物、脂肪、蛋白质、水、维生素和矿物质六大类营养成分。这些成分对维持人的正常生理功能和健康至关重要。现在的孩子周一至周五的中午饭基本在学校解决，食物的获取量是有一定保障的，但是人体必需的水的摄入量会出现差异。有的孩子爱喝水，满足了身体的需要；而有的孩子不爱喝水，就会给身体带来不良影响。

01. 喝水的学问

喝水的重要性

水是人体中最重要的物质之一。水不仅能参与血液生成、运输营养、分解毒素、排出废物，还可以增强人体免疫力，降低生病的概率。

现代医学证明，人体内的水分约占自身体重的70%，成年人每天需要补充2升以上的水分，孩子每天补充的水分不宜少于成年人的三分之一。要让孩子养成主动喝水的好习惯，不要等到口渴了才喝水。

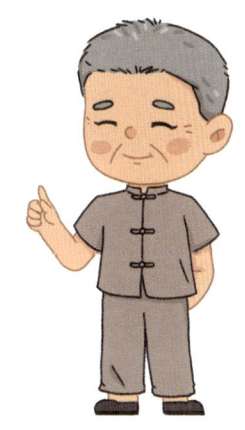

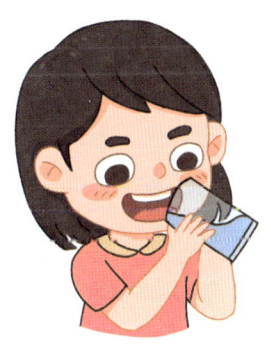

作为家长，要为孩子准备一个保温杯，以保证孩子在学校里能随时喝到热水。

各种美味的饮料无疑是孩子的最爱，每周喝上一两次是可以的，但切不可每天都喝，更不能用饮料代替水。

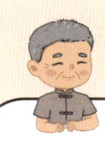

不要边吃饭边喝水

有的孩子吃饭时喜欢边吃饭边喝水或用汤泡饭吃，这是很不好的习惯。

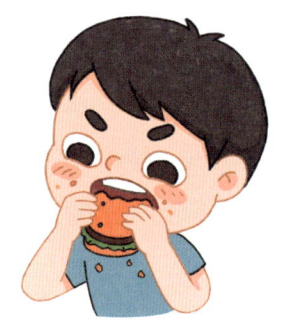

人的牙齿在咀嚼食物时，口腔分泌的唾液、胃分泌的含有胃酸、胃蛋白酶的消化液等，与食物碎末混合在一起，这样，食物中的大部分营养成分，就被消化成人体容易吸收的物质了。如果在吃饭时喝水、喝汤、喝茶，势必冲淡唾液和胃液，使蛋白酶的活力减弱，影响食物的消化吸收，时间长了就会造成消化不良，影响营养的吸收。另外，胃液中含有胃酸，胃酸能杀死食物中大部分的细菌和病毒。吃饭时喝水，会冲淡胃酸，导致细菌繁殖而患肠胃炎。

因此，吃饭时不宜边吃饭边喝水。如果口渴得厉害，可以少喝点热水或热汤，休息片刻后再进餐。

02. 排便、排尿的学问

人体有食物吃进肚子，自然也有废物排出体外。只有食物的摄入与废物的排出保持平衡，才能构成健康的生理循环。

憋尿的危害

现代医学发现，人体的膀胱最大容量是800毫升。对于孩子来说，膀胱的容量比成年人小得多。加上现在的孩子除了喝水以外，还喜欢喝饮料，这会加重膀胱的负担。因此，有了尿意就应该尽快去解决，千万不要憋尿。

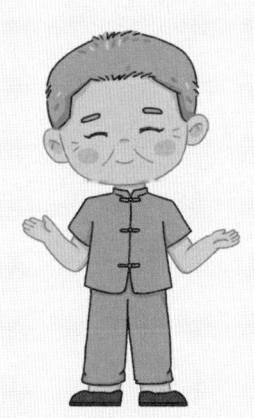

● 憋尿容易引起尿路感染。尿液滞留在膀胱过久，会增加细菌生长繁殖的机会。

● 憋尿导致膀胱内压力增大。膀胱扩张而长期处于充盈状态，久而久之，膀胱收缩力下降，残余尿液增多，浓度增加，细菌繁殖会引起膀胱炎。

● 憋尿使膀胱内储尿过多而压力加大，会导致

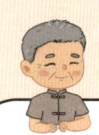

尿液逆流回输尿管和肾脏，若尿液中有细菌，便容易引发肾炎。有的孩子因为上课或做作业时全身心投入，会忘记上厕所而憋尿，这是不好的生活习惯。家长一定要帮助孩子养成不憋尿的习惯，保护孩子的身体健康。

憋大便的危害

憋大便容易诱发很多疾病。大便在肠道里存留时间越久，毒素在肠道内被重新吸收的风险就越高。细菌产生的大量有害物质进入血液循环后，可能间接干扰大脑功能，突出表现为记忆力下降、注意力分散、思维迟钝等。

憋便后便意会减少，最后不想再拉了。这是因为在憋便的过程中，大便中的水分会被不断地吸收，大便会变得干燥，体积也相对缩小，使得肠道感受到的压力变小，这样便意就会随着压力的减小而慢慢消失。大便变得干硬，于是便秘就出现了。便秘表现为排便困难，有时伴有便血，长期下去，就可能出现痔疮等疾病。因此，排便是大事，千万别忽视。

作为家长，要让孩子懂得每天排便的好处。

- **排出毒素**。每天排便有助于排出身体内的垃圾、细菌、病毒。如果不及时排出，它们长时间滞留体内，会对身体的健康带来不良影响。

- **维护肠道健康**。每天排便可以促进肠道蠕动，抑制有害细菌的生长，预防肠道疾病。

- **控制体重**。每天排便可以帮助身体排出多余的废物，减少体内废物堆积，维持体内的营养平衡。

03.睡觉的学问

人一生中有三分之一的时间在睡眠中度过，而睡眠是人类生命中与食物同等重要的必需品之一。我国教育部已下发《关于进一步加强中小学生睡眠管理工作的通知》，明确了学生睡眠时间管理要求。根据不同年龄段学生身心发展特点，小学生每天睡眠时间应达到10小时，初中生应达到9小时，高中生应达到8小时。

睡好觉的重要性

促进大脑发育、缓解疲劳

大脑在一天的活动过程中，脑细胞进行了高强度工作，睡觉可以使身体和大脑进入放松、休息的状态。而且孩子的大脑还处于发育阶段，充足的睡眠有助于孩子脑部放松、缓解疲劳，以保障第二天的精神活力。

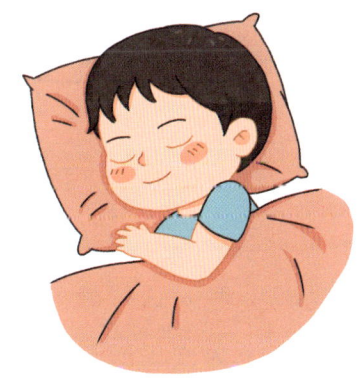

促进身高发育

睡眠能够促进人体的新陈代谢。孩子在睡觉期间，垂体会分泌生长激素，生长激素会促进孩子的身高增长。充足的睡眠可以使体内的生长激素正常分泌，而熬夜会影响生长激素的分泌，不利于孩子的身高发育。

提高免疫力

孩子在发育阶段，身体的免疫系统尚未发育完善，充足的睡眠可以帮助体内免疫系统的发育，提高免疫力。孩子在白天通常会蹦蹦跳跳地进行活动，消耗过多体力，充足的睡眠有助于孩子补充体力，精力充沛地投入到第二天的学习生活中。

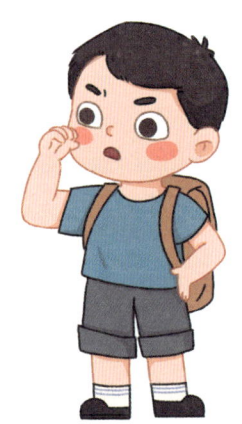

作为家长，一定要重视孩子的睡眠问题。在孩子放学回到家后，应合理安排孩子完成作业和用餐的时间；同时，晚上睡前需避免以下不利于睡眠质量的行为。

第一件事：带着负面情绪入睡。

很多家长会因为孩子迟迟不肯入睡而责骂孩子，让孩子带着伤心、害怕的心情入睡。这样做对孩子的性格发展会有很大的影响。负面情绪常与压力激素（如皮质醇）伴随出现，孩子的负面情绪会引发身体分泌此类压力激素。长期处于这种状态下，孩子会变得易怒、焦虑、抑郁。

第二件事：开着灯睡觉。

家长担心夜里太黑，孩子半夜醒来会害怕，所以会给孩子开着灯一直到天明。持续的灯光会导致孩子的生物节律紊乱，使孩子难以入睡，影响孩子的睡眠质量和深度睡眠。建议在孩子睡觉时关闭灯光，保持卧室的安静和黑暗，以帮助孩子进入深度睡眠。

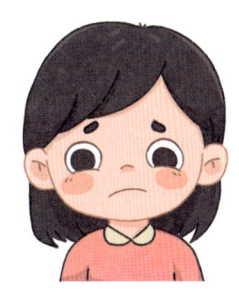

第三件事：睡前吃得过饱。

有些孩子因为吃了零食，晚餐不愿意吃，可睡前又喊饿，家长们就满足孩子，让孩子吃饱了再睡。可是，睡前吃得太饱不仅睡不好，还会造成更多的伤害。睡前吃得太饱会导致消化不良，引起腹胀、胃痛等不适，从而影响睡眠质量，也会增加肥胖风险。建议孩子睡前适量进食，避免消化不良和睡眠质量下降。同时，在晚上尽量避免进食高热量、油腻、刺激性食物，以免加重胃肠道的负担。

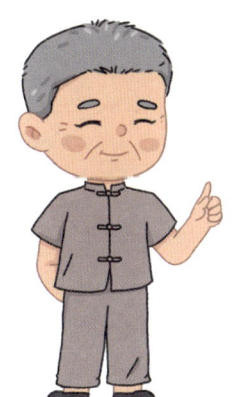

第四件事：用手机播放故事哄睡。

睡前的亲子时光是最温馨的，孩子长大后或许能记住的就是父母给他讲故事的这段美好时光。随着科技的发展，很多互联网平台都推出了睡前故事，家长们也乐得轻松，扔给孩子一部手机，想听什么就放什么。可是家长们却不知道，用手机哄孩子睡的弊远大于利。手机播放的声音会刺激孩子的听觉神经，从而导致孩子难以入睡。此外，手机屏幕发出的光是一种高能光线，长时间接触这种光线，可能会导致眼睛疲劳、干涩、视力下降等问题。建议家长在孩子睡前，用给孩子讲故事、唱歌、轻声哄睡等亲子方式，在一种温馨轻松的环境下，让孩子放松身心入睡，从而提高睡眠质量。

总的说来，为了让孩子获得良好的睡眠，家长们需要在多个方面下功夫，让孩子在睡眠、饮食习惯、生活自理能力等方面养成好习惯，让孩子健康快乐、充满活力地成长。

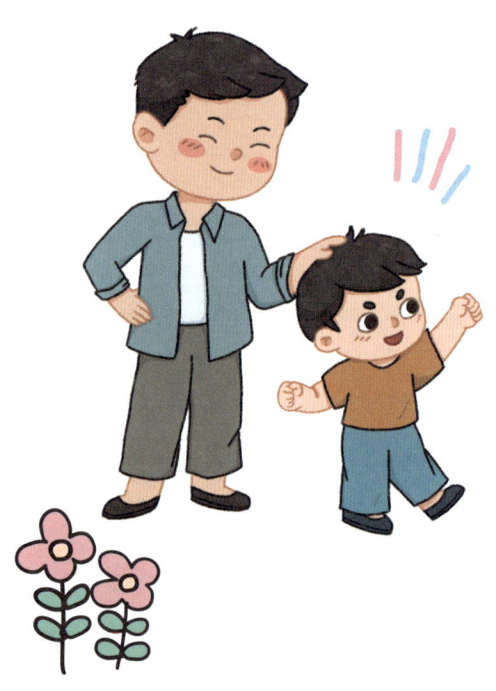

04. 正视孩子做小动作的原因

活泼、好动是每个儿童的天性。因为儿童求知欲强，好奇心重，会主动做出一些小动作来获得想要知道的答案。这样的出发点家长应该鼓励，让孩子专注地了解新鲜事物。但是有些儿童做出的小动作是有违身体发育成长规律的。因此可以说，孩子在成长时期做出的小动作，有的是有益无害的，有的却是对身体有害的。

有益无害的小动作

有益无害的小动作包括有助于提高儿童身体素质的动作。如，搬东西、扔东西、跑、走、跳、转弯、拍手、拉手、左右晃动、伸手、伸腿、伸脖子、摸鼻子、晃胳膊、弯腰、跺脚、扭屁股、抖腿、踮脚尖、转圈、单足跳、抛布袋、攀爬、抬腿、拍手跳、学狗爬、学鸡鸣等。

这些动作是孩子成长过程中的正常表现。

- 促进大脑和身体的发育，增强大脑对身体的控制能力。
- 提升专注力。适量的身体活动可以帮助大脑消除疲劳，集中注意力，提高学习效率。
- 减轻压力。孩子在身体的自然动作中，可以为身体和大脑减压，营

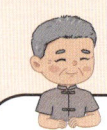

造较放松的心理氛围。

有害无益的小动作

有害无益的小动作包括：不受控制地吸吮手指、揉眼睛、挖鼻孔、掏耳朵、揪头发、吸鼻涕，无故脱衣服、脱袜子等。

如果发现孩子有上述无益的小动作，而且孩子的小动作是没有目的、没有互动、没有结果的话，家长就要根据孩子的具体表现对其进行干预和纠正。建议家长减少为孩子包办代替，放手让孩子去做，减少孩子下意识做有害小动作的机会，让孩子在探索和动手中获得足够的感官刺激。另外，家长要多带孩子参加一些户外运动，如爬山、跑步、打羽毛球、打乒乓球等。家长还可以带孩子荡秋千、跳蹦蹦床、翻跟斗等，训练孩子的前庭器官系统，减少和避免孩子做无意识的有害小动作。

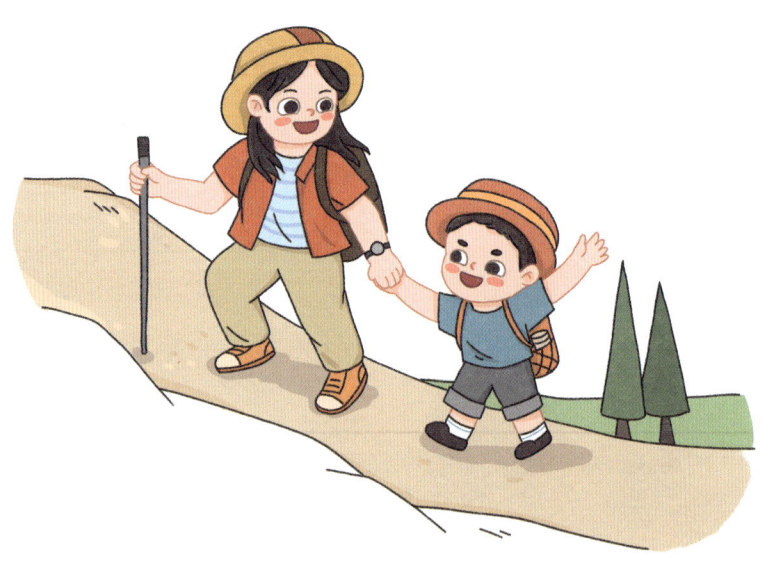

05.控制情绪也是好习惯的养成

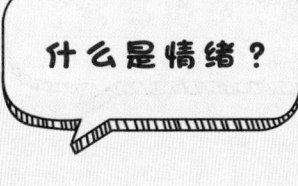

情绪是身体内部明显变化所体现出来的精神状态。情绪变化会引发肌肉、血管、内脏和内分泌的改变，这些生理改变及伴随的可感知的精神状态是情绪的具体呈现。

情绪分为好情绪和坏情绪。

好情绪是一种在身体受到既不太强也不太弱的刺激时表现出的"愉快的情绪"，包括欢乐、安宁、自豪和感激等。愉快的情绪能够使人思维敏捷、灵活，身心愉悦，增强人体免疫力。

坏的情绪会刺激器官和肌肉，产生令人不愉快的感觉，包括愤怒、焦虑、恐惧、忧心、沮丧、悲伤和不满等。愤怒情绪的外在表现是脸涨得通红、眼睛睁大、嘴唇紧抿、下巴收缩变紧、拳头紧握等，看到这样的表现，你马上就会知道他已经进入愤怒状态了。一个人在生气时可能会

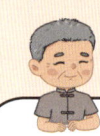

导致体内血管紧绷，出现心慌、心悸、呼吸困难等症状，而且可能会做出一些难以预料的破坏行为。长此以往，对孩子身心健康的发展是有害的。

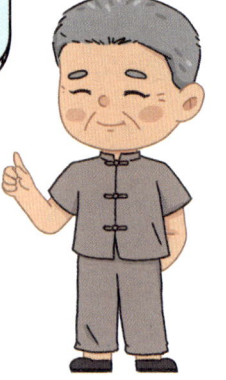

不要让情绪左右自己。

喜欢、厌恶、快乐、愤怒、恐惧、悲哀、渴望、同情、仇恨、贪婪、羡慕、妒忌、冷漠、压抑等，都是情绪的外部表现形式。情绪可以让人开心，也可以让人沮丧；它可以助人成功，也可以让人灰心丧气。

作为家长，要帮助孩子培养控制情绪的能力，不要让情绪的发泄左右孩子的生活。当孩子出现情绪紧张、心烦意乱的时候，家长应提醒孩子做深呼吸，在一吸一呼和腹部的一起一伏间，不良的情绪状态会慢慢地平复下来，紧张的情绪得到缓解，焦虑也会慢慢地消失。作为孩子，当感觉委屈、郁闷、彷徨无助的时候，应尽快向父母或值得信赖的朋友倾诉，缓解不良情绪，让自己的涵养、胸怀、气度、毅力等在乐观积极的情绪中萌芽成长，养成潜意识中的好习惯，用健康的心态面对每一天的生活。

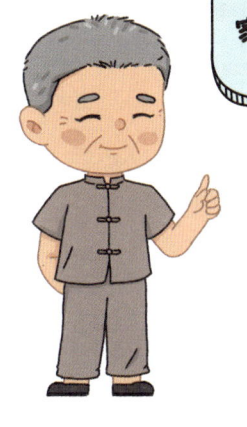

> 家长应学会控制情绪的方法。

当孩子发脾气情绪失控时，呵斥、责骂肯定不是一个好办法，单纯地讲道理也很难说服孩子。那么，以下做法供家长参考。

第一，要理解孩子的感受。

当孩子情绪失控，骂人、扔东西时，家长不但不上前教训，反而说"我理解你的感受"。虽然这对家长来说很难做到，但这种处理方式会让孩子觉得自己的想法被父母理解了，自己的情绪被接纳了。

第二，唤起孩子的同理心。

同理心能让孩子觉得父母没有站在他的对立面，而是与自己共情。进而，孩子才能通过换位思考，明白他的行为会带来什么样的后果，而不是胡搅蛮缠，拒绝讲道理。

第二，共同想出解决的办法。

孩子发脾气是因为他的要求没有得到满足。作为家长，不妨听听孩子的想法，征求孩子的意见，帮助他思考并改变自己的行为模式。这样的结果会比呵斥、责骂、不允许孩子表达情绪要好得多。

这时候家长跟孩子说话的语气一定要温和、轻柔，耐心倾听孩子的心

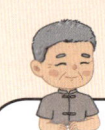

声，这样才能让孩子内心的愤怒、叛逆等负面情绪逐渐缓解。这时，家长还需要用眼睛观察孩子的肢体语言、脸部表情、手势等，给予及时、适当的身体抚摸，以放松孩子紧张的身体。最重要的是，家长要用自己的内心真正地去体会孩子的感受。

第四，找个发泄的渠道。

家长在面对孩子的负面情绪时，要让孩子把负面情绪宣泄出来。因为孩子表面上可能没有明显表现，但内心的不良情绪依然存在，心理垃圾越积越多，总有一天会一发不可收拾。家长可以让孩子把情绪写下来，把那些无形的、恐慌的、愤怒的、不舒服的感觉转换成文字。让孩子了解到愤怒、伤心、害怕等情绪是生活中正常的一部分，是我们每个人都会有的经历，而且这些情绪是可以处理的。

如果条件允许，多带孩子去参加体育锻炼，或者看电影、听音乐会等，用转移注意力的方式发泄负面情绪。

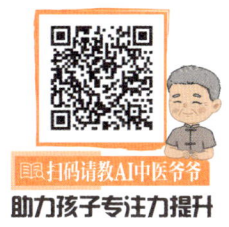

扫码请教AI中医爷爷
助力孩子专注力提升

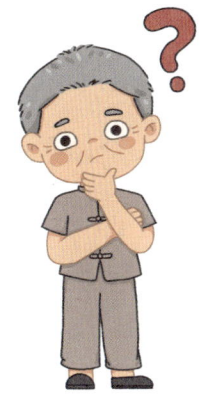

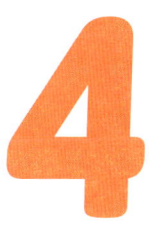 **兴趣是专注力的老师**

01. 兴趣激发求知实践
02. 培养兴趣就是培养专注力

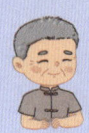

> 孔子说:"知之者不如好之者,好之者不如乐之者。"这句话的意思就是知道学习的人比不上爱好学习的人,爱好学习的人比不上以学习为乐的人。

01. 兴趣激发求知实践

兴趣是专注力的内在动力,当你对某件事感兴趣时,大脑会进入一种全神贯注的状态,并自然而然地投入更多的精力与心思去探求它、了解它。因为兴趣而发现科学原理的事例有很多。

牛顿与苹果树

英国物理学家牛顿在苹果树下看书时,有一个成熟的苹果落下来砸到他的头上，别人可能对这种事情习以为常，可他却从这个很常见的事情上产生了联想。苹果为什么会掉下来？为什么不往外侧或向上运动，而总是向着地球中心运动呢？

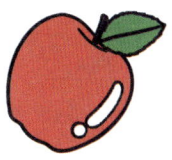

于是牛顿对这个大家习以为常的现象产生了浓厚的兴趣，牛顿经过坚持不懈地研究探索，得出了"地球存在一个向下的拉力作用于物体，且该拉力必然指向地球中心，因此苹果会垂直落下"的结论。这就是万有引力定律被发现的过程。牛顿的名字，后来被定义为物理学中一种衡量力的大小的国际单位，简称"牛"，符号为"N"。

达尔文与进化论

英国生物学家达尔文在幼年时，非常喜欢观察动植物的生长。比如，一动不动地看花朵被蜜蜂访问后的自然授粉，去抓树干上的甲虫，左右手各抓一只后，竟用嘴巴咬住第三只甲虫。成年后，达尔文对探索自然界的变化更是专注和痴迷。经过二十多年的考察研究，他提出了物种起源的"进化论"，推翻了"世界上的一切生物都是上帝创造的"这种宗教创世说。

发明家爱迪生

爱迪生是美国著名的发明家，一生有1328项发明。他对探索大自然的奥秘充满兴趣。比如，小时候他学着母鸡去鸡窝蹲着孵小鸡，结果眼睛

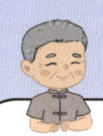

被蜂窝里的蜜蜂蜇得像包子；在木棚里研究"火的力量"时，不小心点着了房子；在课堂上学习算术"2+2=4"后，就追着问老师为什么是这个答案，老师对爱迪生提出的问题无法回答，导致全班上不了课。

在爱迪生上千项发明创造中，常被提及的是灯泡。他和他的团队用了多年时间，尝试了1600多种耐热材料和600多种植物纤维做灯丝，最后才研制出第一只能够连续发光45小时的碳丝灯泡。当别人问他失败这么多次为什么还能坚持时，他说："我没有失败，我只是找到了1000多种不适合做灯丝的材料！"

爱迪生面对失败从未放弃过。比如，在发明蓄电池时，他试验近五万次，试验笔记有150多本。在受挫成千上万次以后，他依然兴致勃勃，这种动力来自他的志趣。

一个人一旦对某事物产生了浓厚的兴趣，就会主动去求知、去探索、去实践，并在求知、探索、实践的过程中产生愉快的情绪和体验。人的兴趣并不是与生俱来的，需要后天的观察、发现和培养，并有意识地投入时间和精力，去努力奔向心中的目标。可以说，兴趣是培养专注力最好的老师。

02. 培养兴趣就是培养专注力

现在，人们开放式的、群居的生活环境减少了，孩子们参与群体性娱乐的机会也少了。然而作为家长要有这样的理念：孩子不可能没有玩的需要。因此要让孩子去玩，去参加娱乐活动。在娱乐中培养兴趣、增长知识、锻炼身体、发现特长、寻找方向。

爱玩不是什么毛病或缺点，而是孩子培养兴趣爱好、动脑思考的开始。孩子玩的项目中，当然包括电子游戏。

作为家长不能武断地下结论，电子游戏都是不好的。其实有一些电子游戏对培养孩子的专注力是有正向意义的。如解题类、策略类游戏。在游戏中，孩子会处在一种高度专注的状态，他会忽略周围环境，一心一意地投入游戏，专注于策略规划和打怪升级。

作为家长，要选择益智开发类的游戏产品，控制游戏时间。家长要善于用电子游戏的积极作用来培养孩子，使孩子的智商、情商、组织协调能力和耐心等方面都得到锻炼和提高。

此外，家长应该积极引导孩子发现自己的兴趣爱好，努力朝着自己的爱好去选择心仪的专

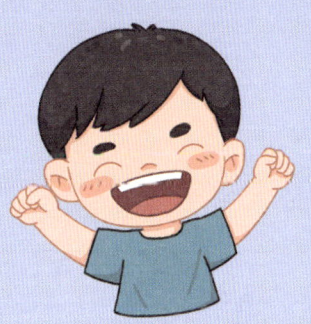

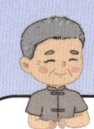

业，选择自己想要的未来。

在幼儿和童年阶段，家长应该让孩子多参加文体活动和才艺展示，使其发现自身的特长，发现真正的爱好，为培养孩子的兴趣打下基础。

在初中阶段，家长应该鼓励和督促孩子努力学好文化课，为各门功课打下坚实的基础。

在高中阶段，家长应该和孩子一起讨论、商量将来的学习专业方向，尝试把孩子感兴趣的爱好融入大学专业的选择，为将来上大学做好准备，也为未来从事的行业和工作做好准备。

也许每个孩子在每个成长阶段都有自己的兴趣爱好，家长应告诉孩子如何用欣赏的眼光发现自己的兴趣，发现自己的爱好，发现自己的擅长，逐渐把这些优势变成自己未来的目标和奋斗方向，努力培养并长期坚持。只要坚持不懈，兴趣爱好就能成就自己多彩的人生。

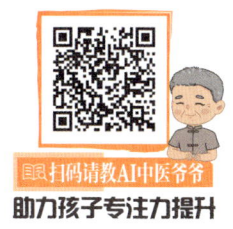

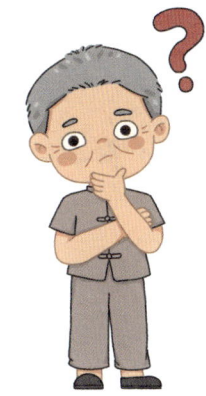

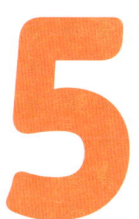

遵循自然规律的科学思维方式

01. 什么是自然规律
02. 什么是科学的思维方式
03. 培养孩子的科学思维

> 遵循自然规律是尊重科学的基本要求。没有人会常年白天不睡觉；夏天开暖气，冬天开冷气；也没有人会秋天播种，春天收割；更没有人会口渴不喝水，不渴才喝水。违背自然规律的行为，当然是与科学常识背道而驰的。

01. 什么是自然规律

自然规律是万事万物固有的、本质的、稳定的联系。自然规律是指不以人的意志为转移，而保持自身运动、变化和发展的规律，也叫作自然法则。如果用通俗的语言表达，自然规律就是人们无法改变、只能遵守的规律。

自然规律渗透于大千世界、芸芸众生的各种生活当中，自然规律多种多样，其表现形式不断变化。

在我们的日常生活中，大自然中有多种多样的自然规律，比如日出日落、昼夜交替、寒来暑往、夏暖冬凉、刮风下雨、电闪雷鸣、花开花落、潮起潮落、物竞天择、适者生存等，所有这些，都需要我们去认识、了解和适应。

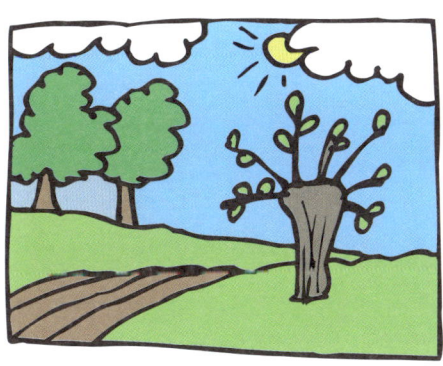
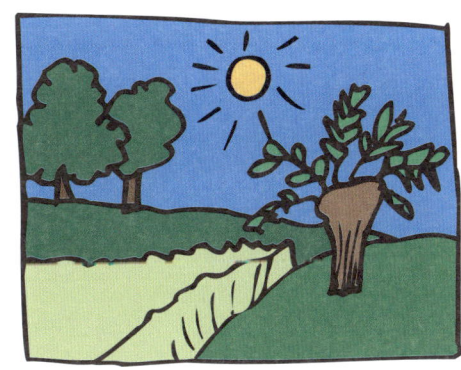
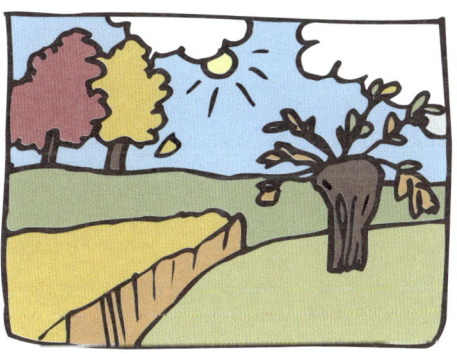
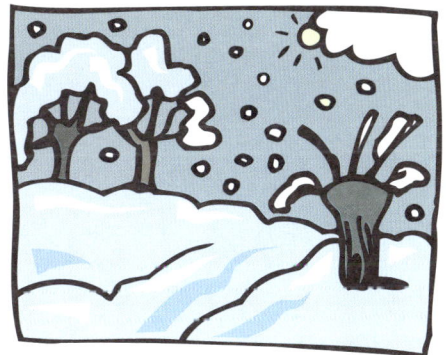

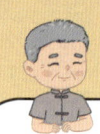

02. 什么是科学的思维方式

科学思维，即形成并运用于科学认识活动，对感性认识材料进行加工处理的方式与途径的理论体系。它是真理在认识统一过程中对各种科学思维方法的有机整合，是人类实践活动的产物。

科学思维必须遵守三个基本原则：

● 严密的逻辑性，达到归纳和演绎的统一；

● 运用辩证的分析与综合的思维方法；

● 逻辑与事实一致，达到理论与实践的具体统一。

遵循逻辑法则，即达到归纳和演绎的统一。科学认知活动包括归纳和演绎两个方面。科学认知是一个由个别到一般，又由一般到个别的反复过程，它是归纳和演绎的统一。其目的在于透过现象认识本质，通过特殊揭示一般。

所谓辩证方法，就是把事物的整体或过程分解为各个要素，分别加以研究和思考的一种思维方式。只有对各要素作出周密的分析，才可能从整体上进行正确的综合，才能正确地认识整个客观对象。

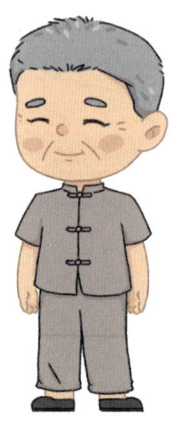

小链接：违背自然规律的事例

拔苗助长

古时候有一农夫，在田里种下一片禾苗，自种下后他便每天跑到禾田里去观察。观察了一天又一天，看到禾苗并没有什么变化，农夫便很着急。他思来想去，想到一个办法，那就是帮助禾苗长高。

农夫挽起裤腿下到田里，一棵一棵地将禾苗拔高，忙活了大半天，看着瞬间长高的禾苗，心满意足地回家了。回到家后，他欣喜地告诉家人："可把我累坏了，不过禾苗终于长高了一大截。"

农夫的儿子跑到田里一看，发现田里的禾苗全都死了。

助蝶破茧

一天，一个小孩发现一棵小树上有一只茧在蠕动，小孩很好奇，便饶有兴趣地停下脚步站在树下仔细观察。随着时间一点点地过去，茧已经裂开小缝的蝴蝶虽然奋力挣扎，却始终无法挣脱茧的束缚。小孩想帮帮可怜的小蝴蝶。于是他就用一把小剪刀小心翼翼地将茧破开。

果然，蝴蝶从茧里爬了出来，但是它的身体非常臃肿，翅膀也异常无力，耷拉在身体两侧。那只蝴蝶跌跌撞撞地爬

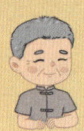

着,没过多久就死了。小孩百思不得其解:为什么帮助蝴蝶破茧而出却害了它?因为好心的小孩违背了茧化蝶必经的自然规律,就是在痛苦挣扎的过程中,蝴蝶体内的液体被引导至翅膀,使其强壮而有力,并具备了飞翔的能力。而小孩的善心却弄巧成拙,帮了倒忙。

凯巴伯森林里的鹿和狼

20世纪初,美国亚利桑那州的凯巴伯森林里,松杉葱郁,生机勃勃,水草丰盛,大约有四千只鹿在林间出没。

人们喜欢美丽的鹿,为了保护鹿,当地政府宣布建立凯巴伯保护区,并雇人消灭森林里的狼。鹿没有了天敌,没有了危险,在安逸的环境中无忧无虑地成长壮大。没几年,森林里鹿的总数超过了十万只。

随着鹿群的繁殖,森林里的草、灌木被鹿吃光了,接着吃光了小树,接着啃光了大树的树皮。一切能被鹿吃的植物都难逃厄运,森林中的绿色植物在一天天减少,大地上露出了一片片枯黄的土地。同时,疾病在鹿群中迅速地传播着,死去的鹿已经不计其数了,鹿的总量从十万只锐减到四万只。

当地政府意识到事情的严重性,很快空运了一批野狼,并将它们放入森林中。从此,快速繁衍的鹿群放慢了繁殖的速度,狼与鹿之间恢复了正常的食物链循环,凯巴伯森林渐渐地变得绿意盎然,恢复了生机勃勃。

03. 培养孩子的科学思维

培养科学思维应从观察自然规律开始

孩子需要观察和了解的自然规律太多了，大千世界更是数不胜数。

自然界中存在许多奇特的现象：花粉随风传播，用于授粉；种子的发芽、结果；小鸡和小鸭的孵化与出壳；庄稼的播种、施肥、浇水、收割；天空中的日全食、月全食；月亮的阴晴圆缺，太阳的东升西落；立春的鹤群飞舞，惊蛰的蛰虫破土，小暑的七星瓢虫欢鸣，寒露的蚊蝇凋亡，霜降的蛇龟冬眠。

大千世界的自然现象丰富多彩，客观规律蕴含其中。我们在短暂的生命中，不可能完全认知整个世界，但即便如此，只要有机会，家长就应该尽可能地让孩子认识这些自然规律。当孩子越来越多地了解自然规律，其思维方式也会越来越客观，越来越科学。

自然规律与科学思维紧密相连，在人类认知和实践中相互补充，共同推动社会的进步和发展。自然规律为科学研究提供了基础框架和理论依据，科学思维通过实践完善了对自然规律的认识，因为科学的发展是为了造福人类，所以说科学的思维也必须是严谨的、向善的。

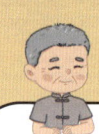

自然规律与科学认知的发展的对比思维

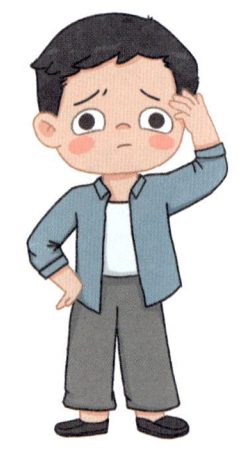

科学家发现,人类目前对外部世界的认知不到4%,96%以上仍是未知领域。我们曾经认为"科学"的技术形态,如今已被新的认知取代,比如,蒸汽火车变成电力火车,钨丝电灯变成LED节能灯,现金钞票变成数字货币等。

同样,我们今天认为"科学"的技术,未来也可能变成更先进的形态。例如,传统燃油汽车可能被电动汽车取代,火力发电会逐步被核能发电取代,超音速飞机也可能被高超音速飞机取代等。

人类对未知的认识在不断深入,科学技术的形态也在不断演变。而一直不变的,是永恒的自然规律。

如果让孩子在看待一切事物时能够用已知的科学技术知识与自然规律进行对比、参照,就能够极大地提高孩子的科学思维能力和对客观规律的尊重程度。

比如,体温计和血压仪是检查人体的科学仪器,而人体的体温和血液流动却是与生俱来的。古代没有体温计和血压仪,可是从人类诞生以来,人类的正常体温就是36~37摄氏度。

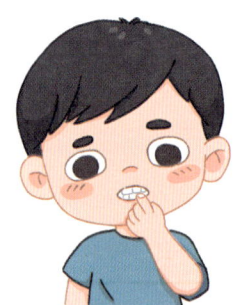

不论体温计、血压仪是否被发明出来，人类的血液始终在血管（即中医之"脉"，为经络体系的重要组成部分）中循行。这就是自然规律。

太阳能电灯、太阳能热水器是科学的发明，节能、环保。古代并没有电灯，也没有电热水器，然而太阳却千万年一直这样照耀大地。这就是自然规律。

在人类诞生之前，太阳系就一直这样运转，北斗七星就一直这样辉映夜空，指示方位。当人类还在蛮荒时代赤身裸体、茹毛饮血、洞穴而居的时候，太阳就一直这样照着地球，带给漆黑的大地温暖和光明；月亮的阴晴圆缺也周而复始地循环着。

可以说，只有了解和尊重自然规律，才能创造性地进行科学的探索、研究、发明。

培养孩子科学思维的方法

联想思维

联想思维是人们在进行创新时常用的一种思考方法，就是把表面上看似无关的事物与另一事物联系起来，从而引发新的思路。简单地说，联想思维就是通过思维把看似"毫不相干"的事物联系起来，从而产生新的成果的思维过程。例如，英国科学家牛顿看见苹果从树上落下，由此联想到地球对物体具有引力，从而发现了万有引力定律。

逆向思维

逆向思维是对司空见惯的事物或观点反过来思考的一种思维方式。敢于反其道而思之，让思维向对立面的方向发展。"司马光砸缸"就是非常著名的逆向思维的案例。

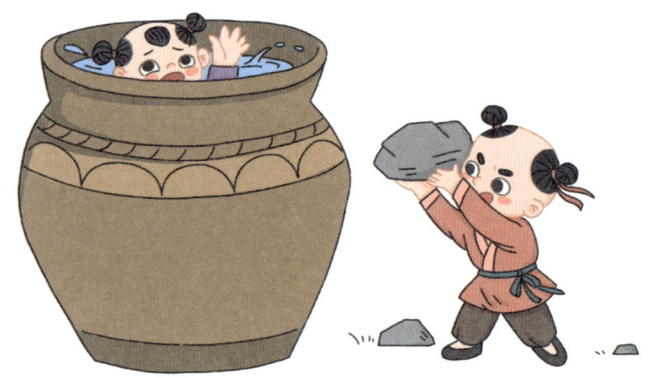

小伙伴掉进水缸，通常的思维模式是"把人从水缸里捞出来"，而司马光面对小伙伴们因个子矮、力气小而无法将其救出的紧急险情，运用逆向思维，果断地用石头把缸砸破，救了小伙伴的性命。

正常思维是"从水中救人"，然而司马光的思维是"让水离开人"，这个举动正是运用了逆向思维。

发散思维

发散思维是指大脑在思维时呈现的一种扩散状态的思维模式。它表现为思维视野广阔，思维呈现出多维状态，也就是从不同方向、不同途径和不同角度去探寻多种可能性的解决方案，最终圆满解决问题。

有一个古老的智力题："树上有十只鸟，猎人打死了一只，还有几只？"通常的回答是："打死一只，还有九只。" 而正确的答案是："打死一只，就一只都没有了，因为鸟儿都被吓跑了。"

小链接：古人利用自然规律的事例

一疏沃千里

都江堰是中国闻名于世的世界文化遗产，它揭示了中国古代水利工程的指导思想，几千年前的华夏祖先就懂得水灾治理只能依照并运用自然规律的"疏导"思想。

在公元前250年左右，李冰父子在前人的基础上组织修建的大型水利工程都江堰，两千多年来一直发挥着防洪、灌溉的作用，使成都平原成为"水旱从人、沃野千里"的"天府之国"。

都江堰是世界上迄今为止年代最久、唯一留存、仍在使用的水利工程，也是以无坝引水为特征的宏大水利工程。都江堰以不破坏自然资源，充分利用自然资源和尊重客观规律为前提，变害为利，使人、地、水三者高度协调统一，妥善解决了人与自然环境利害冲突的难题，是世界上最古老、最科学、最符合天人合一理念的"生态水利工程"。

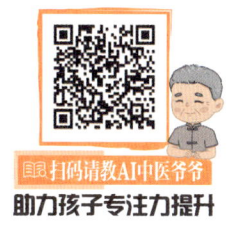
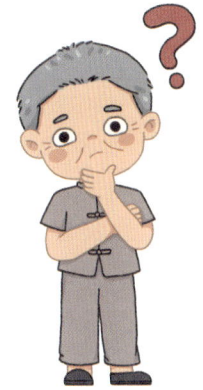

 **什么是隐性饥饿**

01. 隐性饥饿
02. 造成隐性饥饿的原因
03. 如何解决隐性饥饿的问题

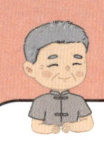

01. 隐性饥饿

有一种饿叫"隐性饥饿",它是指身体缺乏某些营养物质,同时又存在某些营养物质摄入过多的情况。现代医学发现,70%的慢性疾病(如糖尿病、心血管疾病、癌症、肥胖症等)及亚健康状态,都与营养元素摄取不均衡有关。长期的隐性饥饿还会影响大脑功能,导致记忆力下降。

隐性饥饿多见于以下群体:儿童和青少年;孕妇和哺乳期的妇女;偏食、挑食或用零食替代正餐者;因腹泻导致排泄过多而丢失必需维生素的患者。这些人往往难以从膳食中摄取足量的微量元素。

隐性饥饿主要是缺乏铁、碘、锌、维生素A、B、C、D、E等营养素。

缺铁性贫血会使孩子的平均智商降低5～8分;缺碘会使孩子的平均智商降低10～15分;缺锌会导致性发育迟缓、腿抽筋和腰酸背痛、注意力不集中等症状;缺维生素A会导致疲倦、易腹泻和眼干燥症;缺维生素A、D会导致佝偻病;缺维生素A、E会造成皮肤干燥粗糙,没有光泽;缺维生素B容易产生口腔溃疡、牙龈溃疡;缺维生素B1会造成注意力不集中、抑郁以及记忆力衰退等症状;缺维生素C会导致牙龈出血、易患感冒等。

02. 造成隐性饥饿的原因

充饥食物营养少

孩子每天吃的食物分量，足够让他产生饱腹感，处于不饿的状态。若食物中所含的身体必需的维生素和矿物质不足，会导致孩子营养摄入不均衡，进而引发"隐性饥饿"。

14岁以前是儿童及部分青少年成长发育的高峰期。如果这个时期孩子没有摄入足够维持自己身体健康的营养，就很有可能造成发育迟缓、内分泌紊乱、新陈代谢异常等严重的后果。

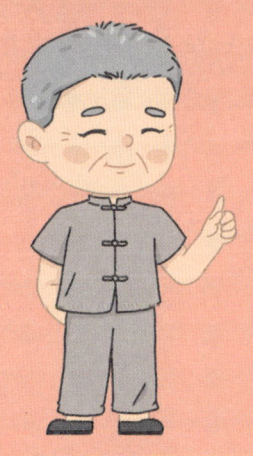

不良的饮食习惯

儿童青少年是最容易出现隐性饥饿的群体，因为他们身体成长期间对营养的需求量大，又容易出现偏食、挑食的问题。有些孩子平时只爱吃肉，不爱吃青菜，导致身体缺乏维生素。有些孩子不愿吃正餐，却喜欢吃零食，这些不良饮食习惯也是造成隐性饥饿的原因之一。

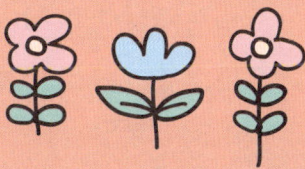

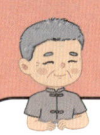

配餐营养不足

配餐不够合理也会导致隐性饥饿。中小学校中午配餐营养搭配不够合理也是造成儿童青少年隐性饥饿的一大原因。学校午餐常见的问题是脂肪、蛋白质、蔬菜、水果摄入量不足,且含有较多煎炸香燥食物。

老人溺爱

当今社会,年轻的父母工作比较忙,不少孩子交由老人带。多数老人比较溺爱孩子,孩子想吃啥就吃啥,不想吃就不吃,容易养成偏食和挑食的习惯。长期下去,营养摄入不均衡,孩子就容易出现隐性饥饿。

肠胃问题

隐性饥饿与肠胃健康也有关系。如果肠胃消化吸收功能不好或者有慢性胃炎,即使平时饮食正常,也会有营养不良的问题。这类人群容易出现消化吸收障碍,不能正常获取身体所需的微量元素,从而造成隐性饥饿。

经络堵塞或经络不畅

有些人虽然饭量不小,但是身体却非常瘦;有些人饭量不大,身体却异常肥胖,也就是人们常说的"喝水都会发胖"。

存在隐性饥饿的人群去医院做体检,大部分人的指标都是正常的,也就是说血管、淋巴和神经的功能都是正常的,为什么营养过剩和营养不足会同时存在呢？那是因为血管、淋巴和神经无法调节营养，而可以调剂营养平衡的人体脏腑经络又出现了堵塞，因此才会在同一个身体里出现既营养过剩又营养不足的异常状况。

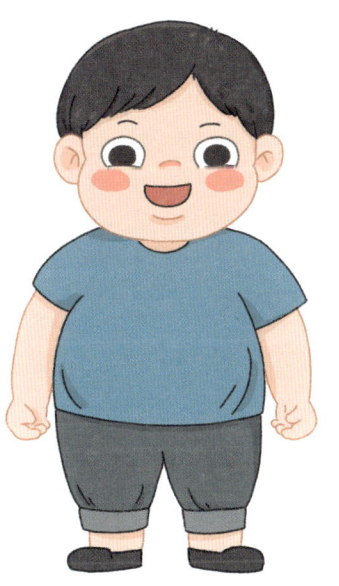
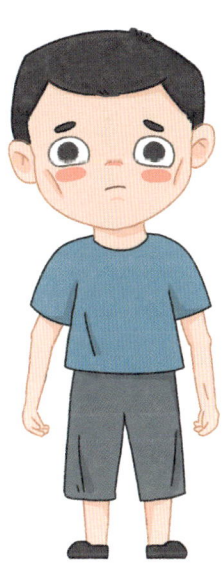

03. 如何解决隐性饥饿的问题

解决隐性饥饿问题

首先要解决好膳食平衡问题,养成良好的饮食习惯,最好让孩子定期做微量元素检测,必要时进行专项营养素补充。

营养平衡可以参照国家颁发的平衡膳食宝塔图示进行,做到荤素巧搭配、粗细粮巧搭配等。在搭配菜肴的时候,采取荤素相配的方式,在味道和营养上互相协调和补充。主食可以适当增加粗粮和薯类,比如糙米、玉米、小米、燕麦、红豆、绿豆、土豆和红薯等,不仅丰富了口感,也增加了营养素的摄入量。

针对性补充

对于隐性饥饿的孩子,若缺铁和缺锌可以补充动物肝、动物血、瘦肉和海产品等食物;缺碘可以补充海鱼、海带、紫菜等;缺乏维生素A可以补充含胡萝卜素的食物,如胡萝卜、菠菜、南瓜、杧果、杏、木瓜等;缺乏维生素D可以补充乳类、动物肝和瘦肉,也可以通过口服维生素D制剂来进行补充。

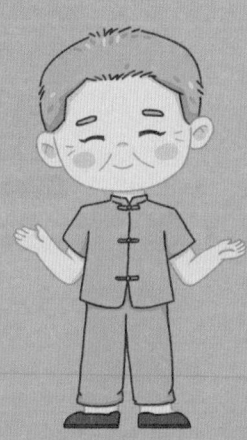

本味食物更有营养

烹制食物时，尽量避免使用过多的调味品，尤其是味精、糖、酱油、花椒、大料等辛香类佐料，尽量保留食物的原本味道。食物的本味更能激发味觉，增进食欲，促进营养的吸收。

选择原生态果蔬

果蔬的加工不可避免地会造成其营养成分的流失。因此，在选择原生态果蔬时，尽量少选加工工艺复杂的产品。

尽量吃新鲜水果，少喝果汁；多吃时令的蔬菜和水果，少吃反季节的；食用松子、瓜子、核桃、杏仁等坚果时，尽量选择原味，少吃奶油味、椒盐味、抹茶味、麻辣味等深加工口味。

作为家长，一定要懂得：缺乏必要的营养素不仅会削弱孩子的免疫系统，还会增加其成年后患肠胃疾病和心血管疾病的风险。童年的营养失衡，很可能对孩子的一生造成负面影响。

疏通经络

中医认为，经络是气血运行的通道，连接脏腑与体表。中医理论中部分观点认为，从人体经络的角度来看，隐性饥饿的产生与膀胱经、肝经、脾经、胃经、大肠经等经络的气血运行状态相关，若这些经络若出现堵塞或不畅，可能影响人体对食物营养的吸收、转化以及输送、散布，最终引发隐性饥饿。

若通过点按、按揉等手法刺激相关经络上的穴位，疏通堵塞或不畅的经络，能促进血脉通畅，改善体内部分营养过剩、部分营养不足的异常状况。

改善和缓解隐性饥饿的穴位：

承山穴、太冲穴、陷谷穴、公孙穴、合谷穴。

承山穴

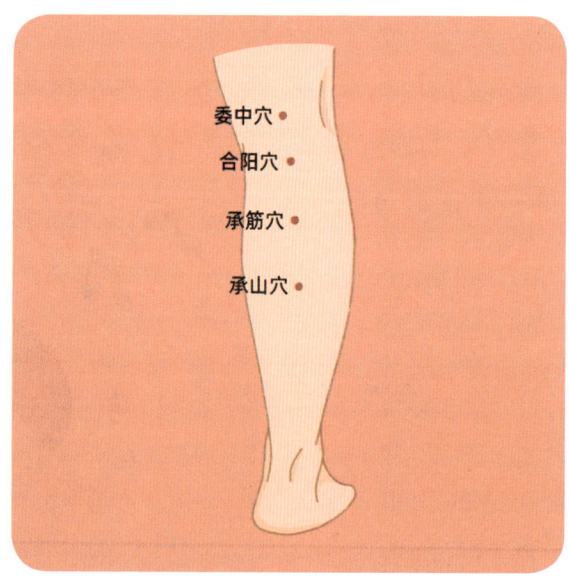

太冲穴

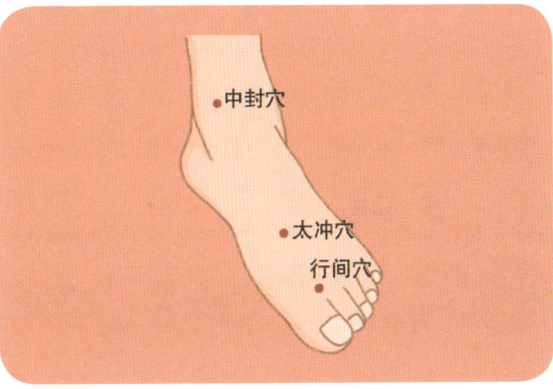

陷谷穴

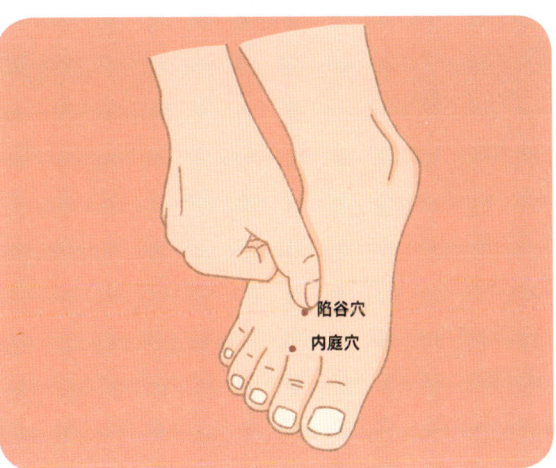

公孙穴

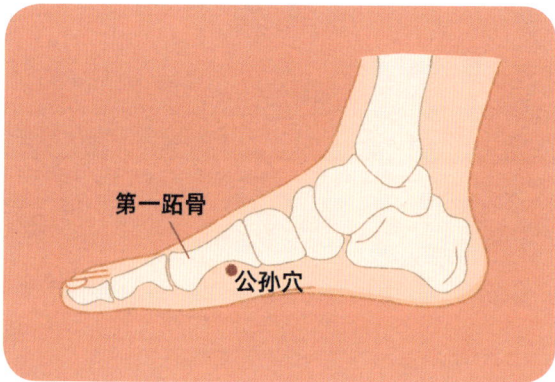

合谷穴

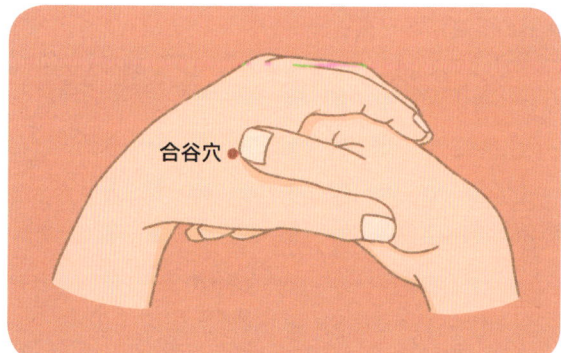

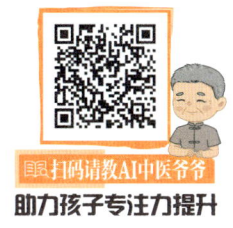
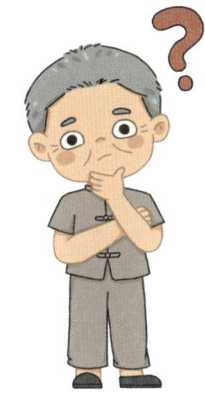

7 顺应五季,强身固体

01. 春养肝
02. 夏养心
03. 长夏祛湿
04. 秋养肺
05. 冬养肾

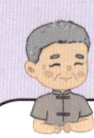

提高儿童专注力：中医爷爷有妙招 2

中国古代把一年划分为五个季节，在春、夏、秋、冬四季之外又划分出一个长夏，即春、夏、长夏、秋、冬五季。古代的五季养生倡导春季防风，夏季清热，长夏消暑，秋季润燥，冬季御寒。

为什么分出一个长夏季呢？因为长夏季就是雨季。在中国古代的农耕文化里，每年的季节循环中，雨水是非常重要的一个环节。如果没有雨水，那么一年的春耕、夏种、秋收、冬藏都将是无源之水、无根之木。因此，作为雨季的长夏季在一年当中发挥着承前启后、举足轻重的作用。

古代中医里的一年五季是依照二十四节气来划分的：
春季起于立春，终于谷雨；
夏季起于立夏，终于小暑；
长夏起于小暑，终于立秋；
秋季起于立秋，终于霜降；
冬季起于立冬，终于大寒。

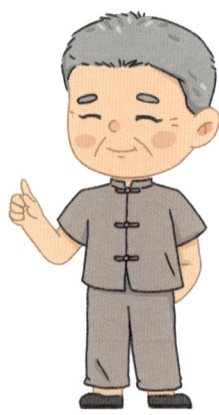

01. 春养肝

春寒料峭、乍暖还寒是形容春季气候特点的成语，"春捂秋冻"是顺应春季气候特点的养生理念。早春时节，冷暖空气频繁交汇，天气多变，忽冷忽热。天下万物，包括人体，经过冬三月的蛰藏之后，阳气开始上升，万物开始萌发，使人感到一种万象更新的气息，此时人体内的"肝气"也随之升发。

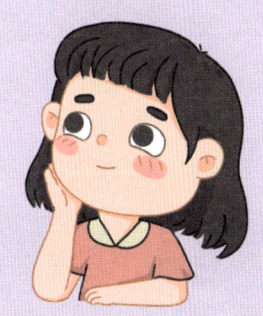

春季，最容易发生呼吸道疾病，如呼吸道感染、支气管炎、肺炎、流行性感冒，还有流行性腮腺炎、猩红热、水痘、流脑等传染病。过敏体质的孩子容易患上哮喘、过敏性鼻炎、过敏性荨麻疹、结膜炎等过敏性疾病。

那么，面对万物萌发的春天，家长应该怎样调理孩子的身体机能，帮助孩子度过春天呢？

睡眠

要拥有健康的肝脏，保证充足的睡眠是必要的。睡眠是人类自身对脑和整个神经系统进行有效调节的重要过程，在充足、高质量的睡眠状态下，体内会出现一系列有利于生理机能、生化指标改善的变化，进而起到提高免疫力的作用。

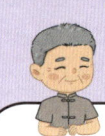

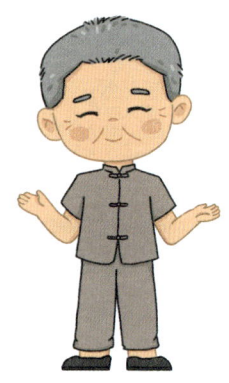

食物

春天肝气旺,这时食物的摄取要减酸增甘。以不油腻的蛋白质、清淡食物、新鲜蔬菜水果为主,少吃油腻、辛辣、不易消化的食物。此外,梳理肝气的陈皮、平息肝火的杭菊花、柔肝润脾的麦芽等,都是春天合时宜的营养食品。

运动

运动、舒筋活络也是养护肝脏的方法之一。由于冬天运动比较少,身体的多项机能还在"冬眠",因此春天运动要"慢",更适合选择散步、慢跑、游泳等舒缓运动。

情绪调节

保持心态平和,有利于肝气疏泄。户外活动,如踏青,都是很好的方法,让歇息已久的精神感官,在生机盎然的大自然中复苏。家长还可以给孩子穿一些淡色系的衣服,在孩子的屋里放上一束盛开的花,将春天的信息带入室内。这些都是春天里调整身体机能、顺应春天的养生方法。

春季养生保健穴位

春天里,肝气过旺或不及都会伤肝。这会导致体内心火不足,寒气未退，进而发生寒变。即该长不长，该热不热，古代中医将此现象称为"逆春气"。根据古代中医的调养方法，可在风池穴、承山穴、太冲穴、鱼际穴、合谷穴按压治疗，调养身体。

风池穴

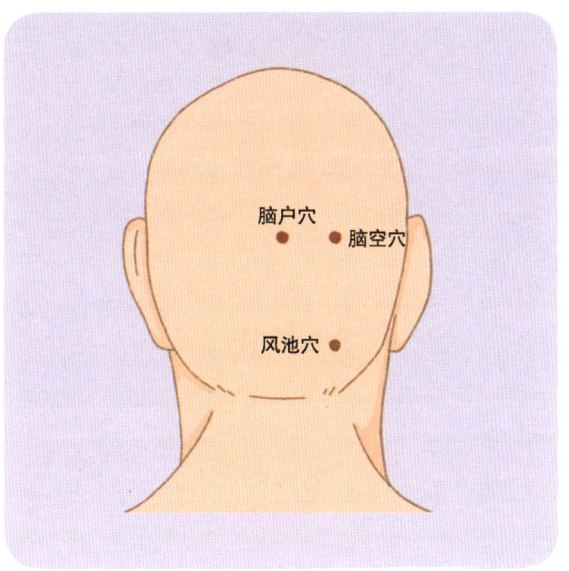

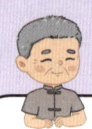

承山穴

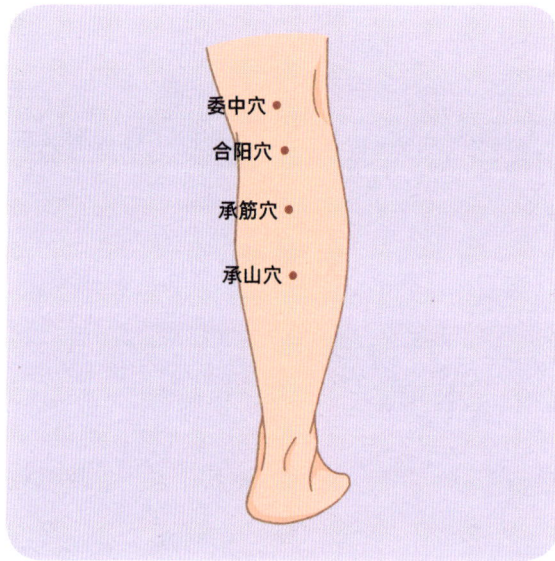

太冲穴

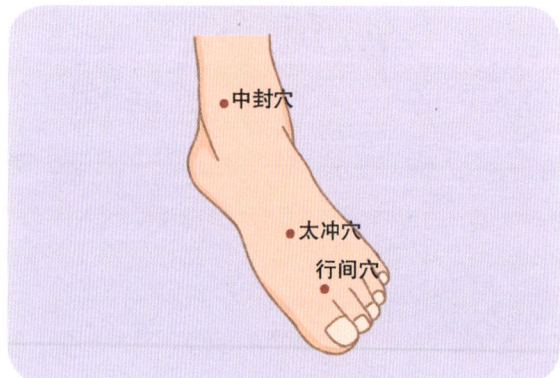

鱼际穴

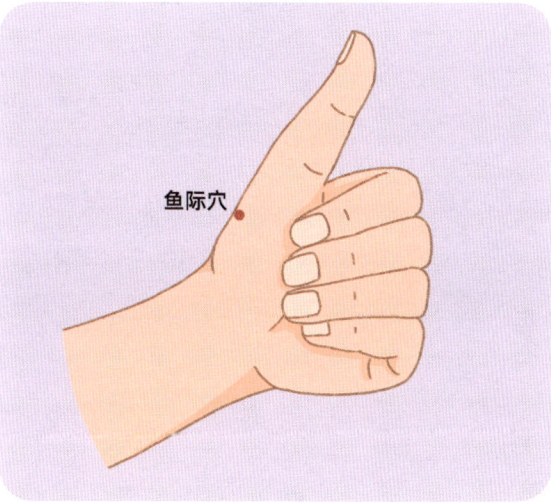

合谷穴

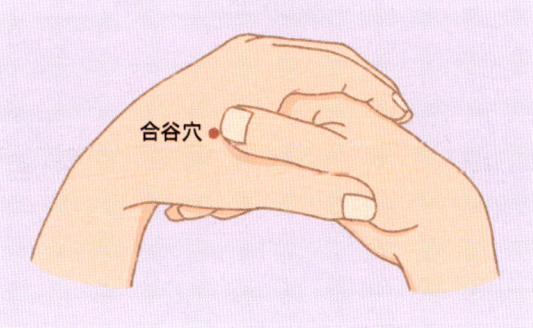

02. 夏养心

夏季是阳气最盛的季节，气候炎热而生机旺盛。阳气外发，气血运行也变得旺盛起来。夏天的特点是燥热，"热"以"凉"克之，"燥"以"清"驱之。因此，清燥解热是夏季身体调理的关键。夏季易患口腔溃疡、咽喉肿痛、中暑、腹泻等疾病。

夏季疾病预防

保证充足的睡眠，多洗温水澡帮助体温散发，要经常打扫生活环境的卫生，因为夏季是苍蝇、蚊虫的大量繁殖的季节。食物要煮熟煮透，餐具要勤消毒，不喝生水。

食物

适量饮用淡盐水、绿豆汤、酸梅汤等清凉消暑饮料。多吃一些新鲜的蔬菜和水果。例如，西瓜具有清热解暑、解乏的功效；黄瓜是生津止渴的佳品；苦瓜等苦味食物能清热明目。

夏天养心安神的食物还有茯苓、麦冬、红枣、莲子、百合、玉米、豆类、鱼类、洋葱、芹菜、南瓜、香蕉、苹果等。少吃动物内脏、肥肉和腌制的咸味食物，如咸鱼、咸菜等。

运动

夏季，人体许多器官处于活跃状态，人们适合积极参与适度的强身健体运动。但要引起注意的是，不能长时间剧烈运动，一是易中暑，二是汗液大量流失，若不及时补充，会导致休克等突发疾病。此外，参加运动时可及时补充含钠的营养功能饮料，也可饮用白开水，使身体始终保持阴阳平衡。

情绪调节

盛夏酷暑蒸灼，人易感到困倦烦躁和闷热不安，因此要使自己的心平静下来，做到神清气和，从而防止心火亢盛，养护心神。中医认为："心与夏气相通应。"夏季，要保持愉快而稳定的情绪，以免以热助热，损伤身体。

夏季保健穴位：承山穴、内庭穴、关冲穴、劳宫穴、尺泽穴。

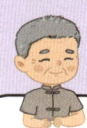

承山穴

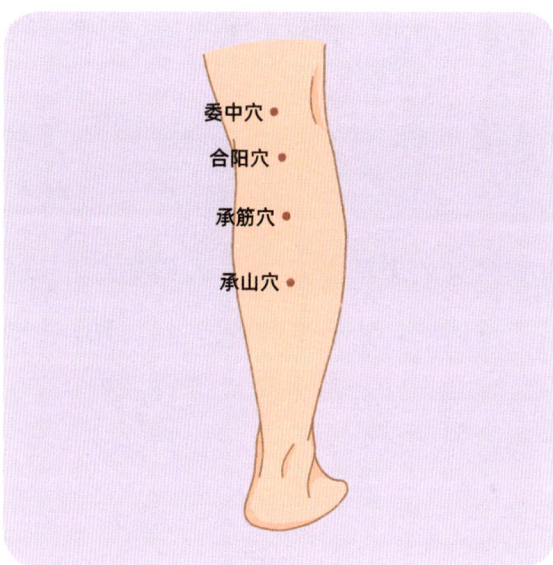

内庭穴

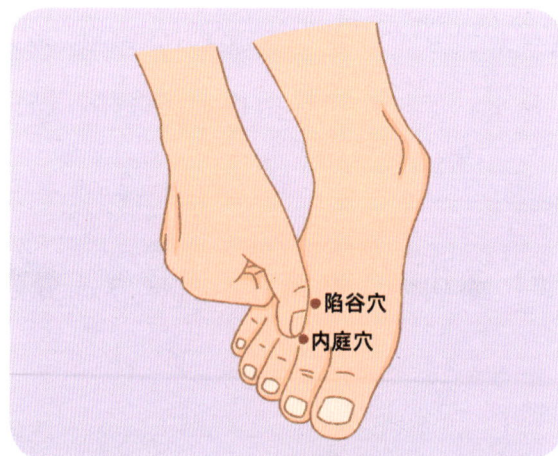

关冲穴

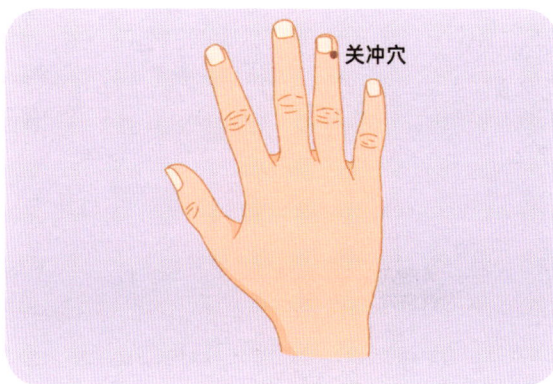

劳宫穴

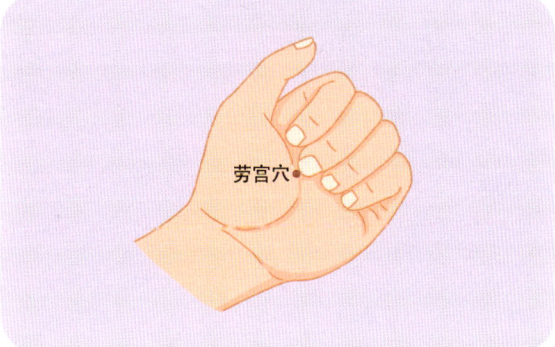

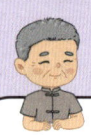

提高儿童专注力：中医爷爷有妙招 2

尺泽穴

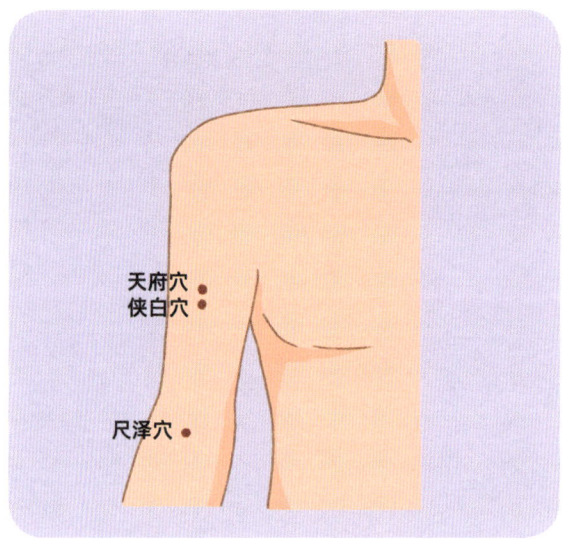

03. 长夏祛湿

湿为百病之根。在炎热多雨的长夏季，高温与闷湿并存，这个季节健脾祛湿是身体机能调理的关键。为了驱散高温暑热，采用吹空调、冲凉等避暑方式，容易让身体较弱的孩子出现感冒、发烧、咽喉疼痛和食欲不振等症状，也容易引发肠胃疾病、皮肤过敏、风湿性关节炎等。

长夏季疾病预防

湿邪是夏天的一大邪气，加上夏日食欲不佳，脾胃功能低下，孩子经常胃口不好，还易腹泻。家长要及时更换孩子身上因出汗而潮湿的衣服。孩子的居住环境要保持通风干燥，以减少湿气侵入。

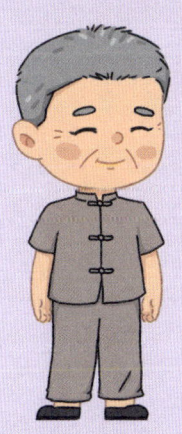

食物

长夏季气温高，暑热邪盛，可以适当吃一些健脾益胃的食物，如薏米、红豆、山药等，或喝小米粥。长夏季不宜吃过多的油腻食物，饮食应以清淡为主。长夏季的特点是"热"，故强身健体的关键在于"清"。

运动

可以进行运动量较大的体育锻炼，促进体内湿气排出，提高身体抗湿抗病的能力。

长夏季保健穴位：承山穴、丰隆穴、行间穴、公孙穴、曲池穴。

承山穴

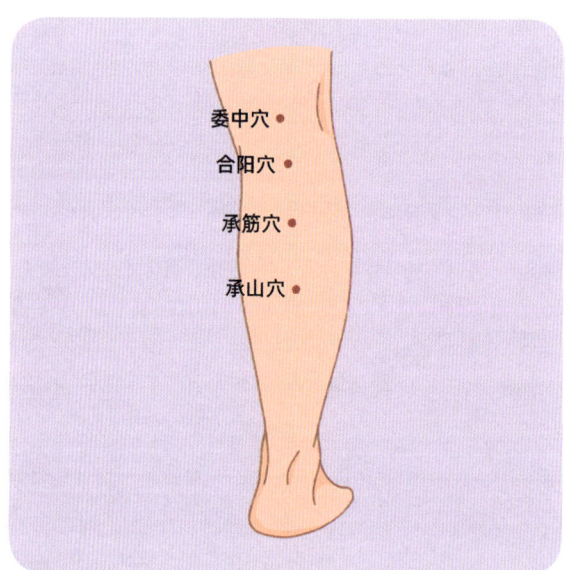

丰隆穴

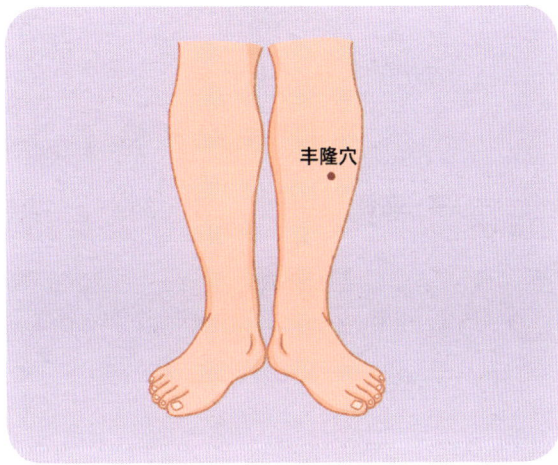

行间穴

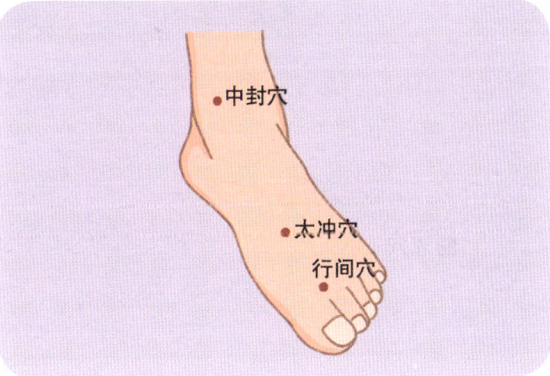

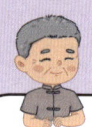

公孙穴

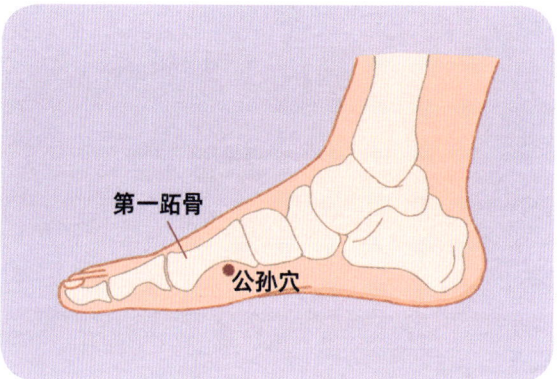

曲池穴

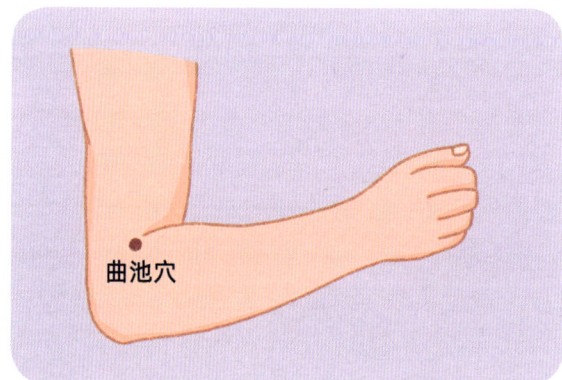

04. 秋养肺

秋季，暑夏的高温已消退，人们烦躁的情绪也随之平息。夏季过多的汗水流失和体力耗损，应在秋天及时调理，促进身体恢复。根据中医"春夏养阳，秋冬养阴"的原则，秋天要转入养身固本的阶段。

秋季易患伤风感冒、过敏性鼻炎、肺燥咳嗽、咽喉炎、口腔溃疡、便秘等疾病。

秋季疾病预防

秋天天气干燥，会使人体失去水分。肺气宣发不畅，津液停聚生痰。体弱的孩子呼吸道、肺部疾病频发，所以家长要提醒孩子多喝水，保证呼吸道和肺部的湿润。此外，秋季早晚温差大，冷暖空气时来时去，所以家长一定要提醒孩子注意保暖，不要随便脱衣服。

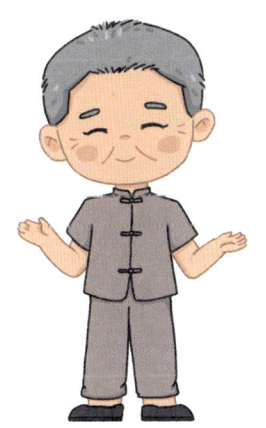

食物

宜多吃酸性食物，如苹果、橘子、猕猴桃、白梨等，以收敛肺气。少吃葱、姜等辛辣刺激性食物。银耳、豆腐、百合、蜂蜜、糯米、粳米、豆芽等有润肺作用，宜常吃。此外，秋季主养肺，可适当喝些鸡汤、骨头汤等汤类。

运动

适当参加一些耐寒运动，如登山、骑车、跳健身操等。注意运动时间不宜过长，运动强度不宜太大。再次强调，一定要补充水分。秋季多喝水，胜过吃药。

秋季保健穴位：陷谷穴、太溪穴、鱼际穴、曲池穴、中府穴。

陷谷穴

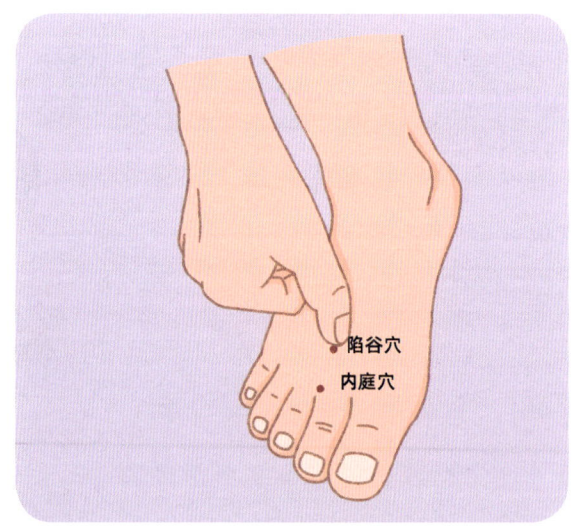

太溪穴

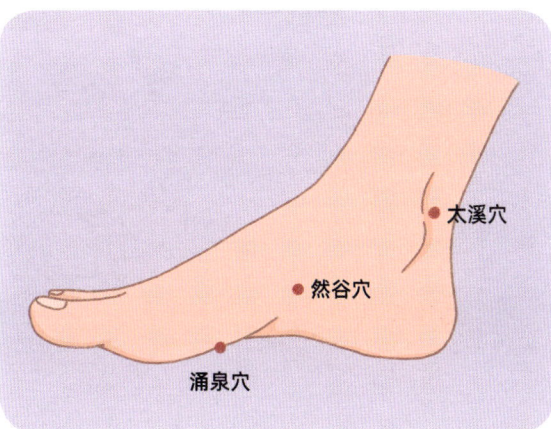

鱼际穴

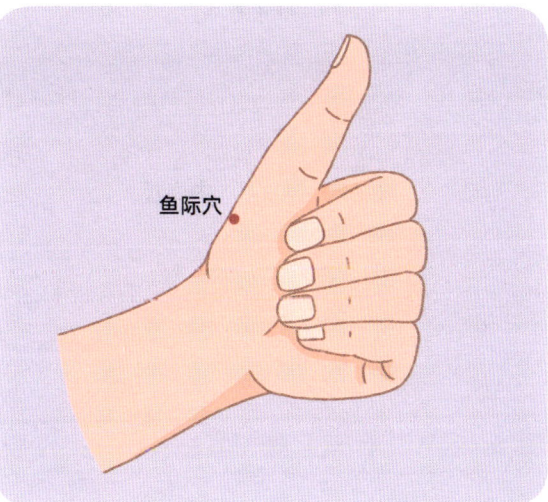

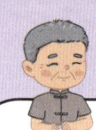

曲池穴

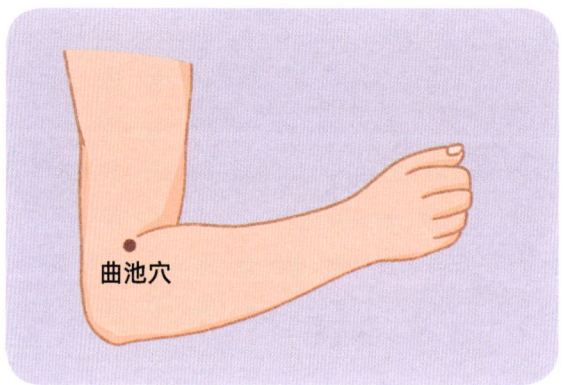

中府穴

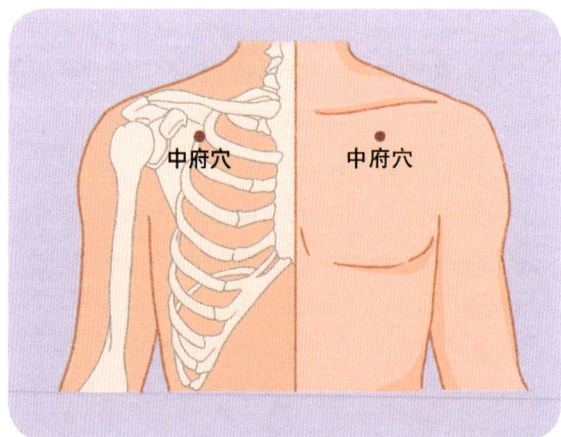

05.冬养肾

冬季气候寒冷，寒气凝滞收引，易导致人体气血运行不畅。所以冬季是人体阳气收藏、气血趋向于里的阶段。冬季里，体内的湿气不易从体表外泄，所以膀胱成为尿液停留时间最长的器官，如果不及时排尿，会加重肾脏的负担，易导致肾脏疾病。

冬季疾病预防

第一，少吃盐。

现代人口味偏重，喜欢吃味道重、刺激的食物。而盐分的过量摄入，会加重肾脏的负担。

第二，少喝饮料，多喝水。

饮料中含有各种食品添加剂。肾主水，是人体的过滤器，多喝水能帮助排出体内的毒素，保证肾脏的清洁与健康。

食物

在持续降温的冬季里，要食用一些温补的食物来提升人体的产热能力和抗寒能力。富含蛋白质、脂肪类的食物，如羊肉、牛肉、鸡肉等；海洋类食物，如虾、海参等。这类食物热量高，有益肾壮阳、补气生血的功效，御寒效果较好。再比如含铁、钙、碘等微量元素多的奶制品、豆制品、海产品、深颜色的蔬菜、新鲜的水果，都能为身体提供丰富的营养，固阳气、强身体。

运动

冬季运动，北方主要是滑冰、滑雪。南方比较适合的项目有慢跑、骑车、跳绳等。冬季运动需要注意保暖和保证安全，根据身体状态及时穿脱衣服，避免因穿脱不当导致受伤或受凉等问题。

冬季保健穴位：跗阳穴、涌泉穴、中封穴、足三里、阳溪穴。

跗阳穴

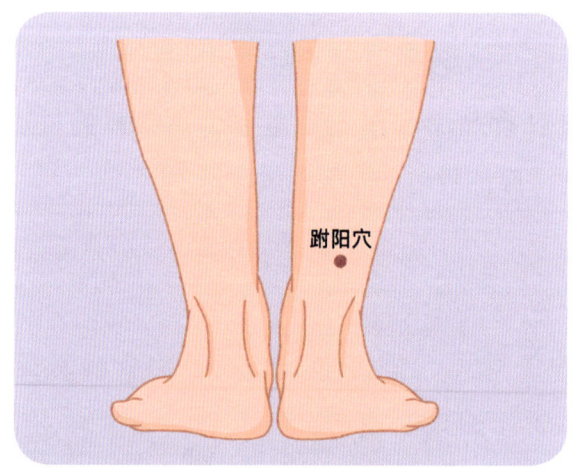

涌泉穴

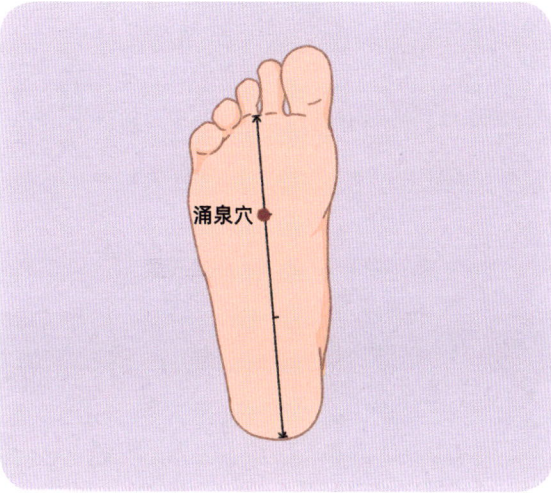

中封穴

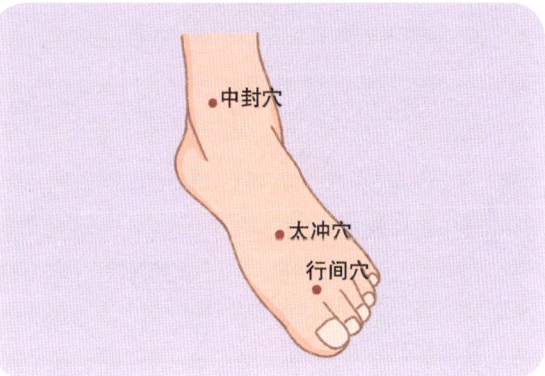

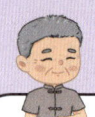

足三里

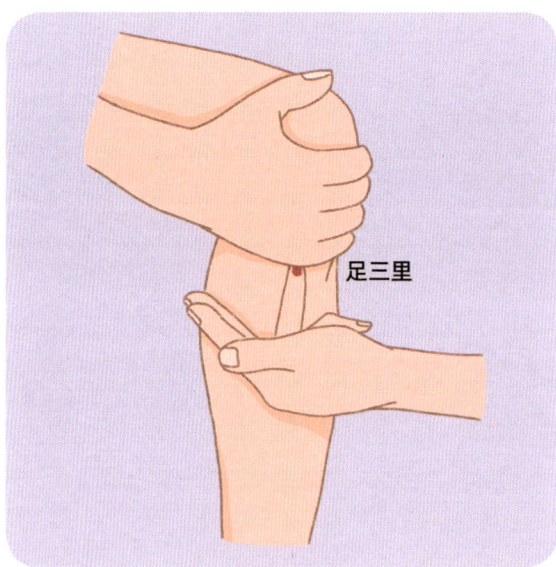

阳溪穴

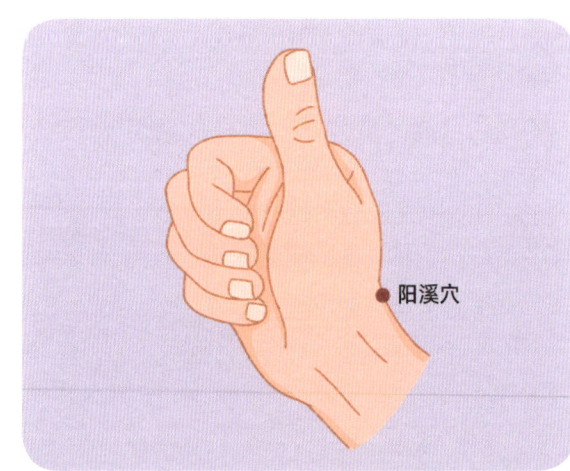

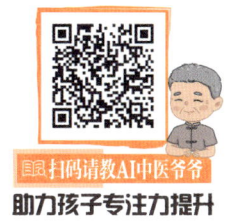
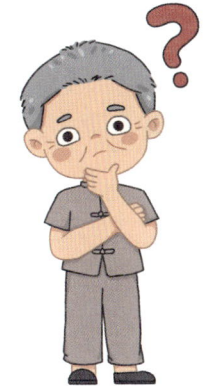

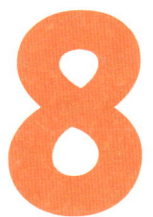

药食同源

01. 食物就是药物
02. 药物与食物的"四性""五味"
03. 药食"五字诀"
04. 药食用量需谨慎
05. 药食中的红与黑
06. 聚"精"会"神"的穴位

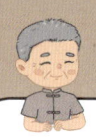

01. 食物就是药物

在原始社会，我们智慧的祖先在寻找食物的过程中，发现一些植物既可果腹，又可以在生病的时候作为药物驱病养身。于是，原本作为赖以生存的食物，也逐渐成了药物，并逐渐从食物中分离出来成为专门的药物。这就是华夏民族古老中草药的本源。

中草药泛指中药，以植物药为主，也包含动物药、矿物药等天然来源的药物。中医认为，部分中草药和食物的来源是相同的，而其中的一部分既有治病的作用，又能当作饮食之用，这就是"药食同源"。例如，橘子、粳米、赤小豆、龙眼肉、山楂、乌梅、核桃、杏仁、饴糖、花椒、小茴香、桂皮、砂仁、南瓜子、蜂蜜等，它们有良好的疗效，又是人们经常吃的富有营养的可口食品。

《黄帝内经·太素·调食》中说："五谷、五畜、五果、五菜，用之充饥则谓之食，以其疗病则谓之药。"

唐代药王孙思邈在《千金要方·食治》中明确提出："夫为医者，当须先洞晓病源，知其所犯，以食治之，食疗不愈，然后命药。"

《淮南子·修务训》中记载："（神农）尝百草之滋味，水泉之甘苦，令民知所辟就。当此之时，一日而遇七十毒。"

02. 药物与食物的"四性""五味"

中国古老的中医认为药物和食物都有"四性"和"五味","四性"即温、热、寒、凉,"五味"即酸、苦、甘、辛、咸。

寒和凉的食物可以具有清热、泻火、解毒的功效。如在炎热的夏季食用菊花茶、绿豆汤、西瓜汤、荷叶粥、苦瓜茶等,能清热、泻火、解暑。

热和温的食物可以具有温中除寒的功效。如在严冬食用姜、葱、肉桂、羊肉等,能健脾、补虚、助阳。

药食的五味

酸:酸入肝,有收敛固涩、生津止渴的作用。如山楂、酸枣、乌梅、沙棘等。

苦:苦入心,有清泄火热、泻火存阴的作用。如蒲公英、荷叶、菊花、槐花等。

甘:甘入脾,有滋补和中、调急缓急的作用。如蜂蜜、甘草、山药、枸杞、龙眼、葛根、莲子、黑芝麻等。

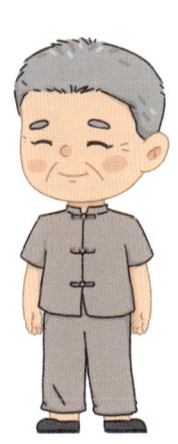

辛：**辛入肺，**有发散解表、行气行血的作用。如姜、八角、薄荷、橘皮、紫苏等。

咸：**咸入肾，**有泻下通便、软坚散结的作用。如瓦楞子、白贝、昆布等。

古代中医遵循"补气""扶正"的原理，将"四性""五味"所体现的药食同源的特性，在饮食搭配中加以运用，以增强人们的机体活力，达到阴阳平衡、强身健体、养心益智的目的。作为家长，通过对"四性""五味"食物的了解，可在孩子的日常饮食中灵活运用、合理搭配这些食物，保证孩子在身体成长阶段获得全面营养。

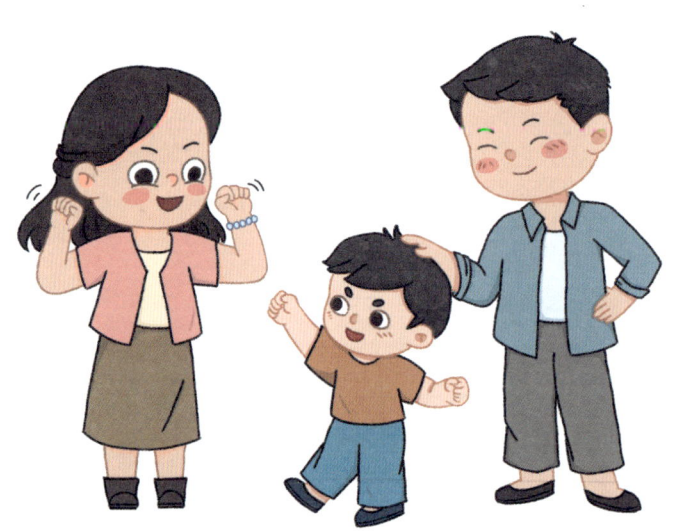

03. 药食"五字诀"

> 《黄帝内经·素问》中说:"五谷为养,五果为助,五畜为益,五菜为充,气味合而服之,以补精益气。"

五谷用以充养五脏之气,五果用以辅助五谷营养人体,五畜用以补益五脏,五菜用以充养脏腑,各种食物合理搭配,可以补精益气。

五谷为养

"五谷"泛指粮食作物,也叫"五谷杂粮"。"五菜"泛指菜蔬。"五果"泛指果品。

"五谷为养"指以黍、稷、菽、麦、稻等谷物作为滋养人体的主食,即以五谷杂粮为维持人体生命活动的基本物质。食用谷类食物,需注意加工不宜太精细,尽量粗细搭配,还应搭配一些豆类和薯类食物。

五果为助

"五果为助"指枣、李、杏、栗、桃等是人体的营养辅助食品。进食水果有助于谷物的消化和吸收。从现代营养学角度看,水果能提供丰富的维生素C、膳食纤维等,而坚果虽非传统"五果"之一,但富含脂肪、蛋白质等营养物质。

需注意的是,没有哪一种食物能供给身体所需的全部营养,因此需合理搭配水果、坚果等各类食物,满足人体对各种营养的需求。

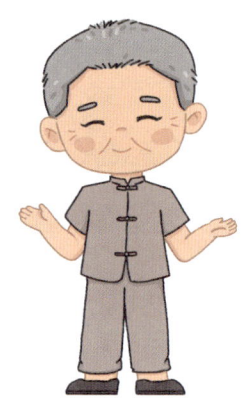

五畜为益

"五畜为益"指牛、犬、羊、猪、鸡等肉食对人体有补益作用,能增补五谷主食营养之不足,是平衡饮食结构的主要辅食。

动物性食物多为高蛋白、高脂肪、高热量,而且含有人体必需的氨基酸,是人体正常生理代谢及增强机体免疫力的重要营养物质。

动物性食物包括畜禽类、水产类、蛋类、乳类等。

● 畜禽类食物的氨基酸构成与人体需要较为接近,有利于弥补植物性食物中赖氨酸不足的缺陷,也是铁、锌、锰等微量元素的良好来源之一。但其饱和脂肪酸含量较高,食用过多易导致高脂血症。

● 水产类食物是获取蛋白质的极佳来源,锌含量较为丰富。其中鱼肝油是维生素A和维生素D的重要来源，对保护视力有一定帮助。

● 蛋类食物中的蛋白质与人体组织中的蛋白质最为接近，蛋类食物是天然食物中蛋白质含量最高的食物。其维生素含量也极为丰富，品种较为齐全，包括B族维生素、维生素A、维生素D、维生素E等。

● 乳类食物是钙、核黄素、蛋白质的重要来源，有助于钙的吸收，对肠道菌群平衡也有重要作用。

五菜为充

"五菜为充"是人体机能营养的补充，能营养人体、充实脏腑，使体内各种营养结构更完善、更充实。所以五谷杂粮与蔬菜搭配食用，可以达到营养成分互相补充的效果，提高食物的营养价值，满足五脏所需。

蔬菜属于植物性食物，是低能量食品。各种蔬菜均含有多种微量元素、维生素、纤维素等营养物质，对人体健康十分有益。

日常饮食遵循"五谷""五果""五畜""五菜"和"四性""五味"的合理搭配，不偏食、不挑食、不暴饮暴食。生病时以"热证寒治"和"寒证热治"为原则选择饮食，这是药食同源、食疗治病的科学应用。

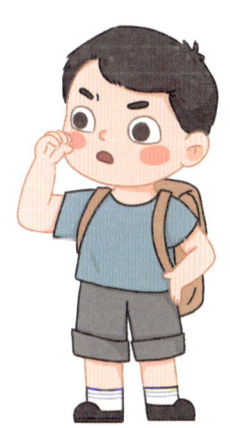

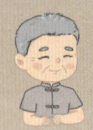

04.药食用量需谨慎

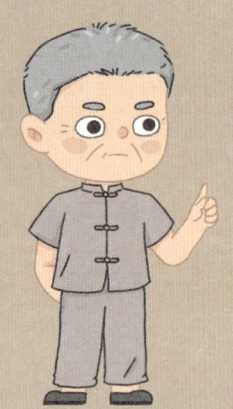

古人把药物统称为"毒药"。这里的"毒"并非仅指现代意义上的副作用,而是指药物的偏性。药物凭借其偏性来纠正人体阴阳气血的偏差,从而达到治病的目的。

因此,《黄帝内经》中强调:"大毒治病,十去其六;常毒治病,十去其七;小毒治病,十去其八;无毒治病,十去其九;谷肉果菜,食养尽之,无使过之,伤其正也。"这体现的是中医用药中"中病即止"的理念。这一理念并非简单以病症缓解比例决定停药,而是提醒人们,用药时要根据药物毒性大小把握用药程度,避免过度用药损伤人体正气。当疾病得到一定程度缓解后,就应借助谷类、肉类、果类、蔬菜类等进行饮食调养,促进身体康复。

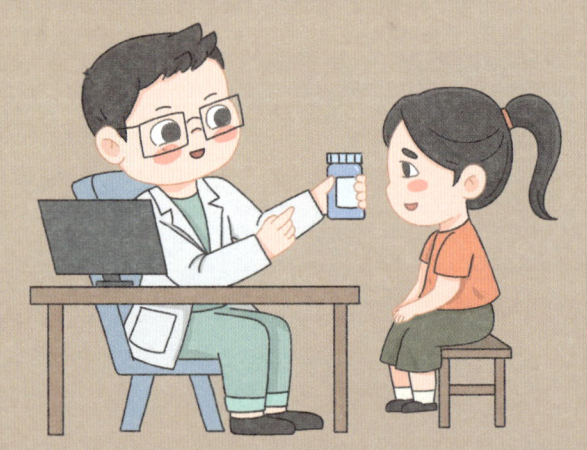

小链接

药食同源物质部分名单

丁香、八角茴香、刀豆、小茴香、小蓟、山药、山楂、马齿苋、乌梢蛇、乌梅、木瓜、火麻仁、代代花、玉竹、甘草、白芷、白果、白扁豆、白扁豆花、龙眼肉（桂圆）、决明子、百合、肉豆蔻、肉桂、余甘子、佛手、杏仁（甜、苦）、沙棘、牡蛎、芡实、花椒、赤小豆、阿胶、鸡内金、麦芽、昆布、枣（大枣、酸枣、黑枣）、罗汉果、郁李仁、金银花、青果、鱼腥草、姜（生姜、干姜）、枳椇子、枸杞子、栀子、砂仁、胖大海、茯苓、香橼、香薷、桃仁、桑叶、桑葚、橘红、桔梗、益智仁、荷叶、莱菔子、莲子、高良姜、淡竹叶、淡豆豉、菊花、菊苣、黄芥子、黄精、紫苏、紫苏籽、葛根、黑芝麻、黑胡椒、槐米、槐花、蒲公英、蜂蜜、榧子、酸枣仁、鲜白茅根、鲜芦根、蝮蛇、橘皮、薄荷、薏苡仁、薤白、覆盆子、藿香……

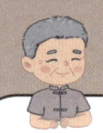

05. 药食中的红与黑

古代中医认为："肾藏精，精舍志；心藏脉，脉舍神。""精"不足就要补肾，"神"不足就要补心。

古代中医认为黑色的食物入肾，红色的食物入心。因此，补肾就要多吃黑色的食物，如黑米、黑豆、黑芝麻、紫米、黑木耳、海带、黑枣、黑葡萄、板栗、龙眼肉、乌骨鸡等。补心就要多吃红色的食物，如牛肉、羊肉、番茄、胡萝卜、红薯、红豆、红米、红枣、山楂、枸杞、石榴、火龙果、红苹果、红辣椒等。

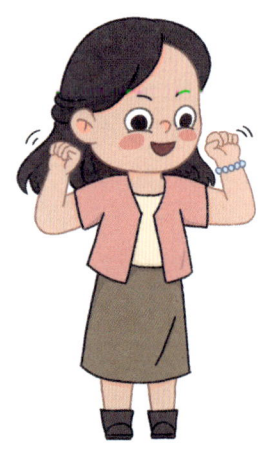

如果家长发现自己的孩子常出现注意力不集中、专注力欠缺的表现，不妨在孩子的食物中增加一些黑色和红色的食物，以帮助孩子补肾阳、敛心气。

06.聚"精"会"神"的穴位

肾藏精

要聚"精"就要补肾。补肾可以用肺经上的 鱼际穴 、尺泽穴 和大肠经上的 合谷穴 。

鱼际穴

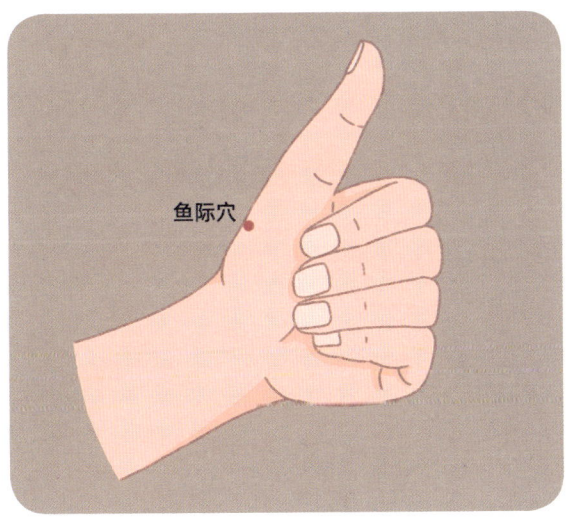

鱼际穴

尺泽穴

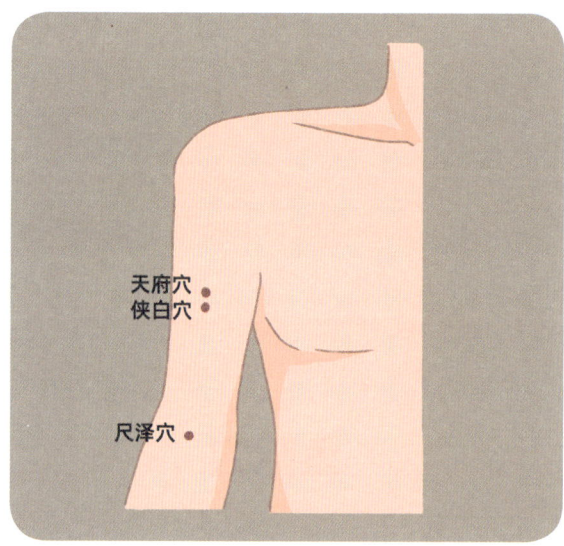

合谷穴

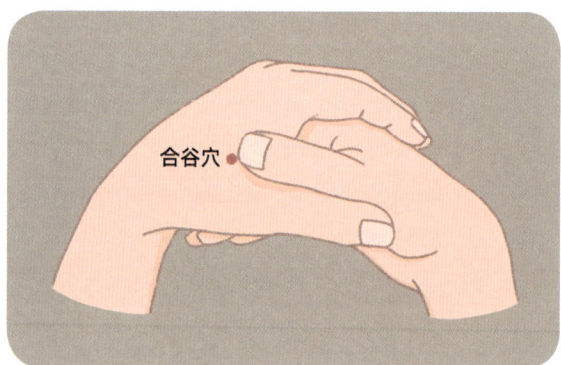

心藏神

神藏在心脉里,要聚"神"就要补心。补心可以用肝经上的 阴包穴、太冲穴 和胆经上的 足临泣穴。

阴包穴

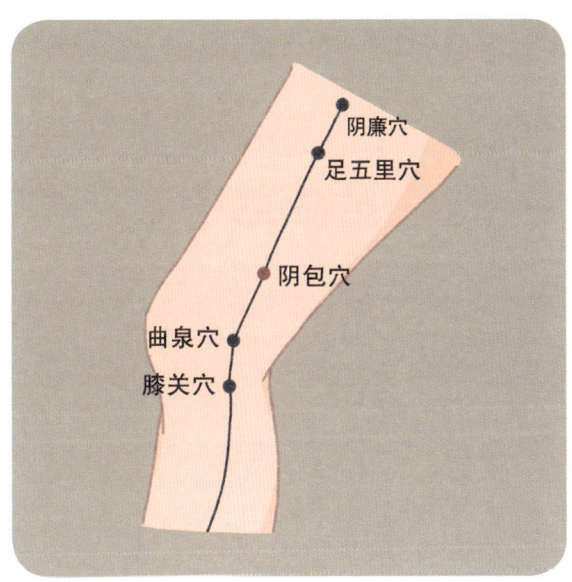

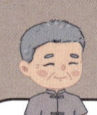

太冲穴

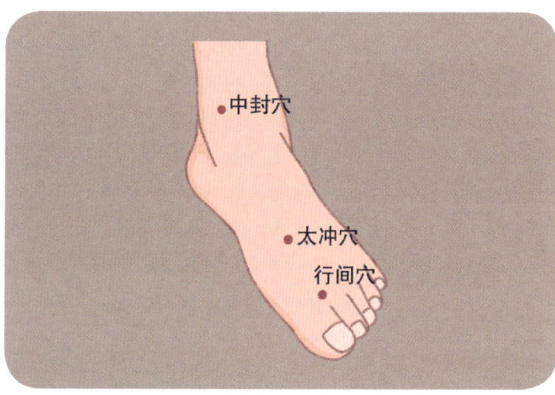

足临泣穴

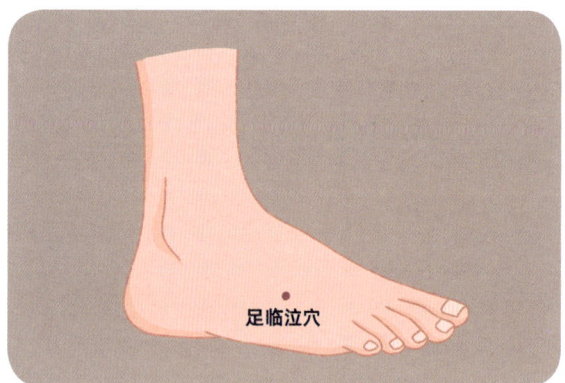

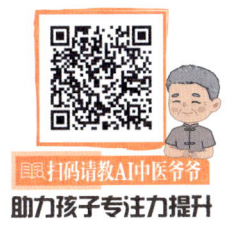

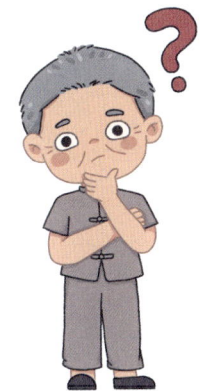

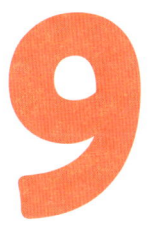

健康的父母是孩子的榜样

01. 健康的榜样怎么做
02. 健康父母的生活习惯
03. 健康的身体很重要
04. 健康的食物很重要

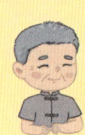

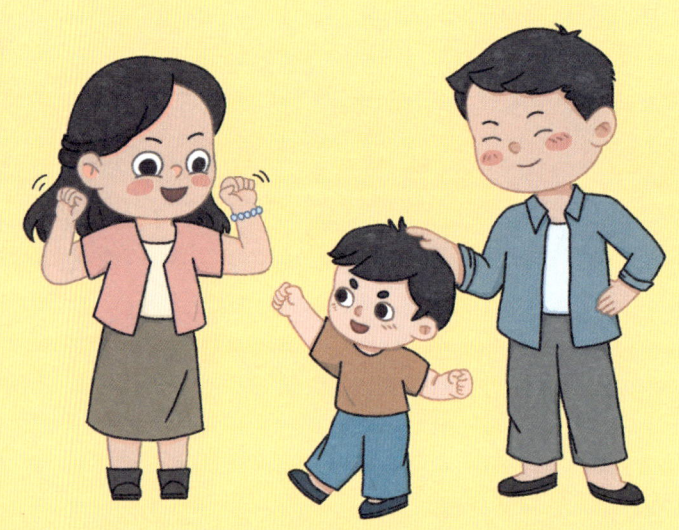

在每个孩子的眼中,父母是这个世界上的第一位老师和终身的导师。父母的每一句话、每一个动作,都有可能成为孩子未来性格和命运的决定性因素。在孩子的成长中,父母如同掌舵的船长,必须精准地把握方向,才能引领孩子驶向成功的彼岸。很多家长都认同这句话:"优秀的孩子都是管出来的!"所以说,父母有责任去引导孩子成长为健全的个体。同样,在探讨父母对孩子教育的过程中,家长本身也应该是孩子心目中时时刻刻可以模仿的榜样。

01.健康的榜样怎么做

以身作则：家长应注重家庭学习，树立学习榜样，通过自身的行为示范来影响孩子。例如，家长可以通过阅读、学习新知识来激发孩子对知识的渴望。

情绪稳定：父母能够为孩子提供一个温馨和睦的家庭环境，这种环境有助于孩子形成积极、乐观的性格。

包容和耐心：父母应包容孩子的错误，耐心地引导孩子成长。犯错是孩子成长的重要途径，有包容心的父母能让孩子更有安全感，从而更好地发挥潜能。

注重过程而非结果：父母应关注孩子努力的过程，而不是仅仅看重结果。这样能激励孩子持续努力，不轻易放弃。

智慧引导：父母应善于引导孩子，帮助孩子解决问题，而不是直接告诉孩子答案。

健康的生活方式：通过健康的饮食、定期运动和充足的睡眠，给孩子做榜样，使其养成健康的生活方式。

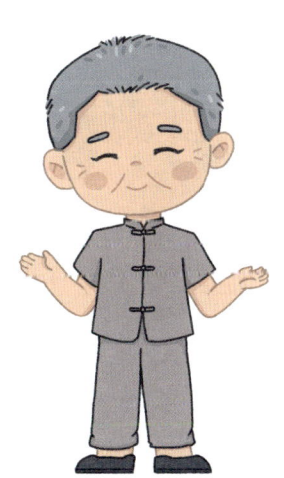

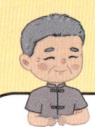

分担家务：在家庭中，全家人一起分担家务，不仅可以减轻负担，还可以增进家庭成员之间的合作和相互理解。让孩子们参与家务，可以培养他们的责任感和自立能力。

定期组织亲子活动：在家庭中定期共享亲子时间，可以加强家庭成员之间的联系。这可以是温馨的晚餐聚会、户外活动或是看电影，让每个家庭成员都放松身心并享受彼此的温暖陪伴。

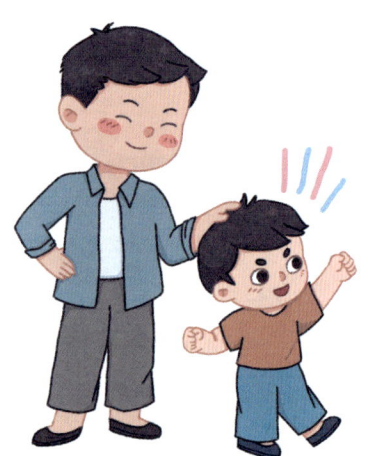
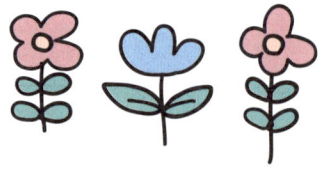

02.健康父母的生活习惯

- 养成早起的好习惯，不赖床。
- 早饭要吃好，粗细搭配，营养均衡。
- 远离碳酸饮料，多喝白开水；多吃水果蔬菜，补充微量元素。
- 注重自己的仪表仪态，干净整洁、优雅得体，保持微笑，记得向熟悉的人问好。
- 每天的工作每天结，需要待办事项用便条纸记下以免忘记。
- 自己做饭，少吃外卖，少吃油炸、烧烤、膨化食物。
- 走路的时候抬头挺胸收腹，千万不要驼背。
- 定期清理物品，无论在家里还是在办公室。
- 有几个亲密的朋友，一起学习，一起成长。减少不必要的社交。
- 每天至少花半小时看书，提升自己，写阅读笔记，把自己喜欢的句子记录下来。每天坚持写日记。
- 坚持参加体育锻炼，至少有一项喜欢的运动项目。每天跑步或散步至少15分钟。
- 晚上泡个热水澡，消除一天的疲劳，晚上11点前睡觉。
- 睡觉时远离手机，提高睡眠质量。

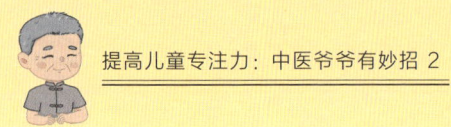

03. 健康的身体很重要

体检的重要性

对于任何年龄段的人,尤其是上班族家长,每年的常规体检都十分重要。很多疾病在早期被发现,都可以进行人为干预而使伤害降到最低。

定期检查是预防保健的重要手段,是发现早期疾病、亚健康状态的重要方法。有很多疾病,如高血压、高血脂、肝功能异常等,特别是一些恶性肿瘤,在早期大多没有明显的症状,如果在早期被发现,可以及时治疗,防止疾病由小变大、由轻变重、由良性变恶性。

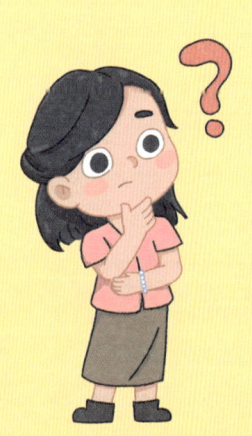

定期体检的意义不只在于检测身体有没有疾病,还在于检查判断身体有没有得病的风险。充分了解自己的身体状况,根据体检报告的数据及时调整自身的生活方式、饮食习惯等,达到主动管理健康和治未病的目的。因此,体检是家长们不可忽视的重要内容,也是对孩子负责——守护自身健康,才能给孩子更长久的依靠。

运动的重要性

身体健康、心态阳光的父母是孩子依靠的大山。

父母喜爱的体育运动项目也会影响孩子。从很多体育世家的范例中可以知道，父母喜爱的运动，很多孩子也会跟随父母参加，不仅自己锻炼了身体，增强了体质，有的还会成为班级、学校的体育明星、运动健将。

体育运动的项目有很多，常见的有登山、游泳、跑步、跳绳、打篮球、打羽毛球、打乒乓球、踢足球、打网球、健身、瑜伽、打太极拳等。家长可以根据自己的喜好和时间安排，选择适合的运动项目坚持锻炼。健康、健美、健壮的父母是孩子心中的骄傲。

如果孩子喜爱的体育项目和父母的不一致，父母也应该支持、鼓励孩子积极参加。

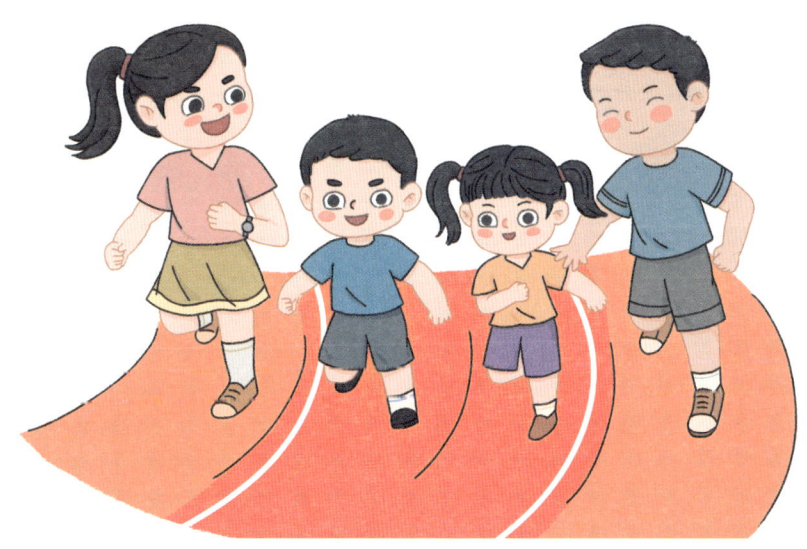

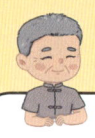

04. 健康的食物很重要

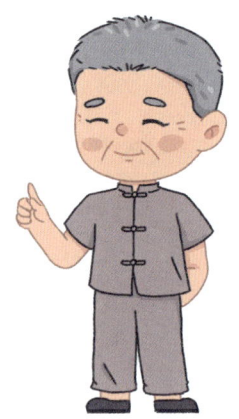

健康的食物较多，具体可分为谷物类、蔬菜类、水果类、肉类、奶制品类。建议日常选择合适的食物搭配食用，以保证身体健康。

谷物类： 如小麦、燕麦、大米、小米、玉米等，能够为机体补充碳水化合物，同时有助于促进消化、增强饱腹感，还具有控制血糖、降低胆固醇的作用。

蔬菜类： 如莜麦菜、甘蓝、青菜、花菜、莴苣、白菜等，含有丰富的膳食纤维，能够促进胃肠道蠕动，加快食物的消化、吸收，缓解便秘等不适症状。

水果类：如苹果、柚子、橘子、橙子、猕猴桃、草莓、香蕉等，富含维生素，口感丰富，能够改善食欲、促进消化，也有益于增强机体抵抗力。

肉类：如牛肉、鸡肉、鱼肉等，富含蛋白质，能够为机体补充能量，增强机体抵抗力，加快新陈代谢。

奶制品类：如牛奶、酸奶、奶酪等，能够为机体补充丰富的钙元素、B族维生素，具有镇静安神的作用，有助于改善睡眠。

一个家庭应养成健康的饮食习惯，为孩子的身体发育提供均衡膳食，定时用餐，做到清淡饮食，避免暴饮暴食，让孩子健康快乐地成长。

提高儿童专注力

中医爷爷有妙招 ③

宗绍峰 / 著

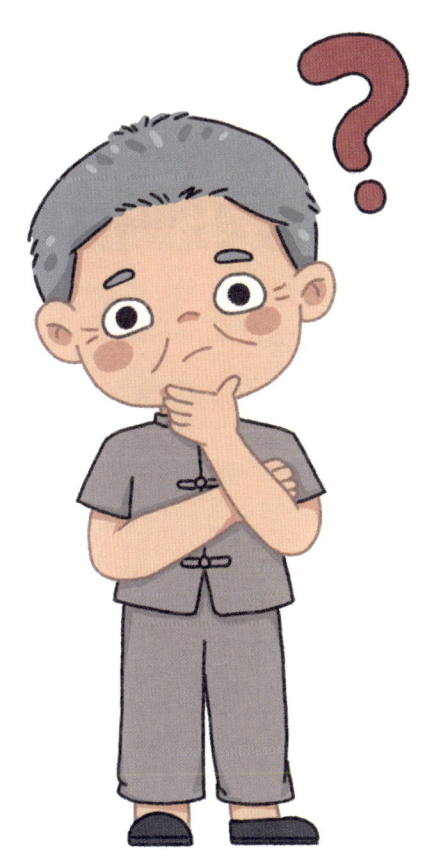

晨光出版社

图书在版编目（CIP）数据

提高儿童专注力 : 中医爷爷有妙招 / 宗绍峰著. -- 昆明 : 晨光出版社, 2025.4
ISBN 978-7-5715-1680-2

Ⅰ.①提… Ⅱ.①宗… Ⅲ.①中医儿科学 – 基本知识 Ⅳ.①R272

中国版本图书馆CIP数据核字(2022)第207491号

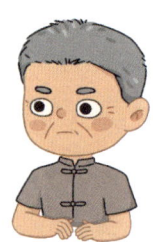

提高儿童专注力
中医爷爷有妙招 ③

宗绍峰 / 著

出版人	杨旭恒		
策　划	杨旭恒　彦晴鹏		
责任编辑	李晴川		
特约编辑	木　夏		
插　画	钟钟插画-许小露露	排　版	云南安书文化传播有限公司
装帧设计	薛智元　唐　剑	印　装	云南金伦云印实业股份有限公司
责任校对	杨小彤	版　次	2025年4月第1版
责任印制	廖颖坤	印　次	2025年4月第1次印刷
出版发行	晨光出版社	书　号	ISBN 978-7-5715-1680-2
地　址	昆明市环城西路609号新闻出版大楼	开　本	889mm×1194mm　1/24
邮　编	650034	总印张	15
电　话	0871-64186745（发行部）	总字数	200千
	0871-64178927（发行部）	总定价	98.00元（全3册）

晨光图书专营店：https://chenguangchubanshetushu.tmall.com/

目录

1 提高专注力的方法……1

01. 良好的学习环境……………………………………… 2
02. 父母的陪伴…………………………………………… 4
03. 作息时间要规律……………………………………… 5
04. 宽泛定时，精确定量………………………………… 6
05. 多鼓励，少干扰……………………………………… 7
06. 多倾听，少斥责……………………………………… 8
07. 独立思考做决定……………………………………… 9
08. 多读书，养毅力……………………………………… 10
09. 秒针训练法…………………………………………… 11
10. 舒尔特方格法………………………………………… 12

2 懂得节制，爱护身体……13

01. 生活日程的内容……………………………………… 14
02. 保护视力的重要性…………………………………… 16
03. 保护听力的重要性…………………………………… 19

目录

3 克服走神，事半功倍……21
01. 克服走神的方法 …………………………………… 22
02. 制订并完成学习计划 ……………………………… 24
03. 多动手，培养专注力 ……………………………… 27

4 鼓励、引导……29
01. 鼓励的正、负力量 ………………………………… 30
02. 讲故事，巧妙引导 ………………………………… 34

5 自觉是专注力的表现……39
01. 自觉性的培养 ……………………………………… 40
02. 培养自觉性的内因与外因 ………………………… 41
03. 培养自觉性的原则 ………………………………… 43

目录

6 父母期望与反作用力……49
01. 变味的"望子成龙"…………………………… 50
02. 期望值与专注力………………………………… 52
03. 正能量的期望值………………………………… 54

7 优秀的定义不唯一……59
01. 什么是优秀……………………………………… 60
02. 优秀孩子源于合格的父母……………………… 62
03. 优秀就是上清华、北大吗……………………… 64

8 利用假期培养专注力……71
01. 张弛有度、劳逸结合…………………………… 72
02. 培养健康的兴趣………………………………… 73
03. 亲子共游多引导………………………………… 74

目录 4

9 中医爷爷教点穴……77
- 01. 什么是穴位 …………………………………………… 78
- 02. 为什么要点穴 ………………………………………… 79
- 03. 八个基本穴位的功能 ………………………………… 80

10 专注力三字经与吐纳六字诀……89
- 01. 培养专注力的三字经 ………………………………… 90
- 02. 五脏养生"六字诀" …………………………………… 93

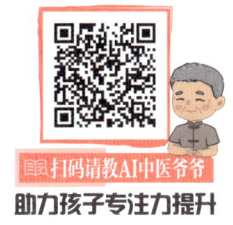
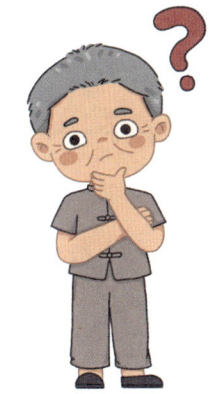

1 提高专注力的方法

01. 良好的学习环境
02. 父母的陪伴
03. 作息时间要规律
04. 宽泛定时，精确定量
05. 多鼓励，少干扰
06. 多倾听，少斥责
07. 独立思考做决定
08. 多读书，养毅力
09. 秒针训练法
10. 舒尔特方格法

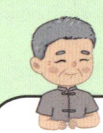

提高儿童专注力：中医爷爷有妙招 3

> 帮助小朋友提高专注力的方法有很多，比较可取的方法是循序渐进地引导，行之有效的原则是劳逸结合、张弛有度。

01. 良好的学习环境

整洁有序的学习环境能让小朋友心情愉悦、情绪平稳。如果家中物品摆放杂乱无章，常用物品没有固定的位置，小朋友用时找不到，会影响心情，造成注意力不集中。因此，营造一个干净、整洁且有序的学习环境十分重要。

小朋友书房的灯光要明亮、柔和，这样的光线有助于小朋友集中注意力。书桌上只放与学习相关的书本和文具等，避免摆放玩具、食品等杂物。小朋友都喜欢颜色鲜艳、图案精

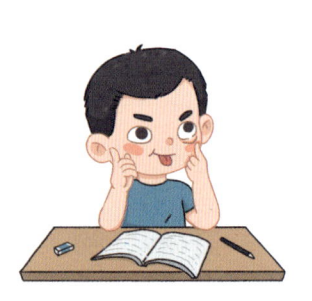
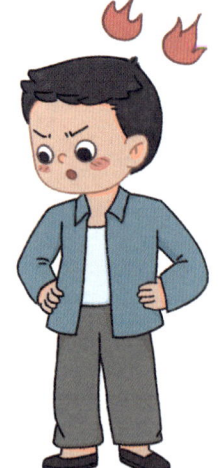

美、功能多样的学习文具，但太鲜艳花哨的文具容易让小朋友分心。学习文具应该越简单越好，避免小朋友把文具当作玩具，影响学习。

小朋友在学习的时候，父母要尽量减少在其身旁频繁走动，避免制造干扰。同时，要杜绝电视机声响、打电话声音等干扰因素，为孩子营造安静的学习环境。

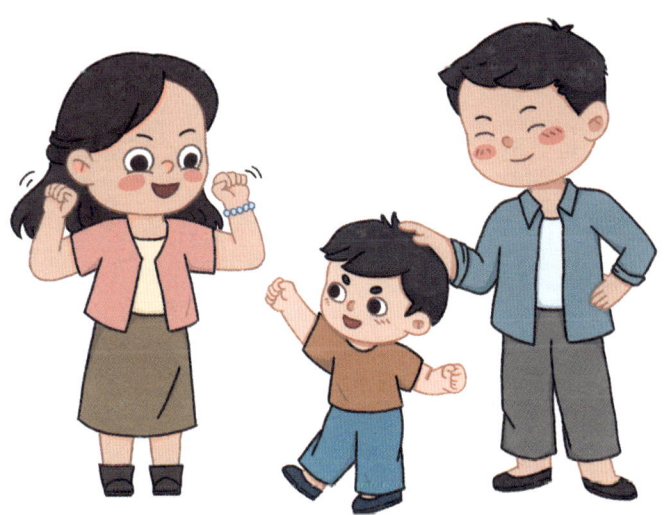

02. 父母的陪伴

　　小学低龄段的小朋友在做家庭作业时，一般情况下，家长都会陪伴在身旁。一方面体现了家长的重视，另一方面也可以起到无声的监督作用。家长在陪伴孩子时不宜看手机、用电脑，最好是找一本自己喜欢的书专心阅读。这样既起到言传身教的作用，又可以做到跟小朋友互不干扰。

　　父母细心的照顾和陪伴，才能让小朋友切身感受到父母的爱，让小朋友有安全感，有自信。

　　父母和小朋友牵手、拥抱等肢体接触，可以促进小朋友的智力发展，还可以缓解小朋友的情绪。父母和小朋友多接触、多交流沟通，有利于促进小朋友智力和情商的发展。

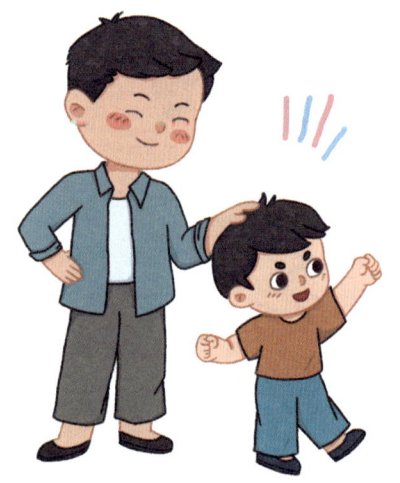

03.作息时间要规律

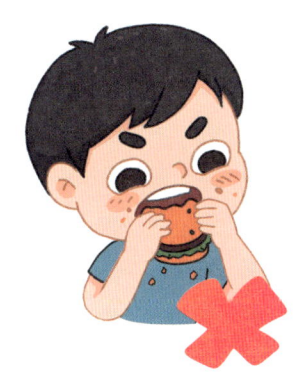

要引导小朋友养成规律的生活习惯。对于小朋友来说，简单明了、有规律的生活习惯有利于提高专注力。比如，早上起床、上幼儿园或上学、放学回家、晚餐、做作业、晚上睡觉等时间，都应设定相对固定的作息时间。长期坚持，便能自然养成习惯，小朋友的自觉性与专注力也会随之提高。

在儿童成长的各个阶段，保证其睡眠时间和质量是非常重要的。此外，在饮食上避免暴饮暴食，养成每日定时喝水的习惯，尽量少喝或不喝饮料。

学习之余，要引导小朋友积极参加体育锻炼，这是磨炼小朋友意志的有效途径。

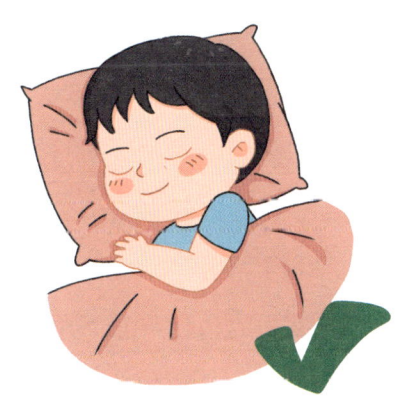

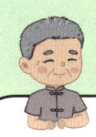

04. 宽泛定时，精确定量

家长在帮助小朋友制订学习计划时，要充分考虑小朋友自身的学习现状、思维习惯、身体素质，引导小朋友在规定的时间内完成学习任务。定时、定量的学习方式会潜意识督促小朋友不拖沓，专心学习。

定量学习包括记忆、作业和复习三个部分。

记忆：就是要将每天课上老师讲过的概念、公式、字词句等内容记在大脑里。

作业：就是要认真完成当天的家庭作业，保证将当天学的内容学懂弄通。

复习：就是要及时回忆思考已经学过的知识，做到融会贯通，并及时进行新课的预习。

每天的学习时间安排要合理，将作业、预习、复习等合理分配好。

当天的学习任务必须当天完成，定量控制。如果小朋友能够专心并按时完成，父母要给予肯定、表扬和鼓励。（学习时间：每隔一小时让小朋友休息十分钟。）对孩子的肯定和鼓励能够增强孩子的自信心，让孩子更有信心集中精力完成后面的学习任务。

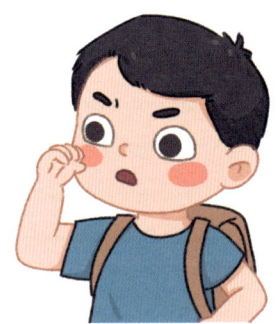

05. 多鼓励，少干扰

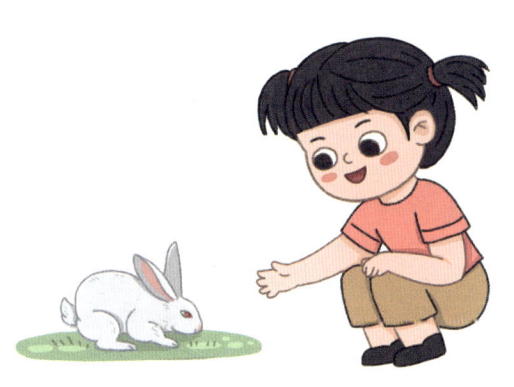

多鼓励小朋友做自己喜欢做的、有助于提升学习能力的事情。当小朋友专注于手工制作或观察小动物而忘记了吃饭时，家长切记不要打扰孩子，而应耐心地等待小朋友把正在制作或观察的事做完。要知道，兴趣是最好的老师，小朋友沉浸在自己感兴趣的事的同时，也是在培养自己的注意力与专注力。

小朋友在学习的时候，家长不要去打扰，以免影响孩子的学习思路。不要对孩子随意呵斥、责备。

不要让小朋友同时做几件事，这会严重影响专注力的形成，尤其是小朋友的专注力正在培养的过程中。

06. 多倾听，少斥责

小朋友注意力不集中时，可能有其身体和心理的原因，比如，生病、疲劳、委屈等，在这种情况下，小朋友的注意力难以集中是正常的。这个时候家长就要多关心孩子，帮助孩子服药、休息或调整心情，不要一味地让孩子学习，不顾其他。不科学的严格要求，会伤害孩子的专注力，让孩子产生逆反心理。

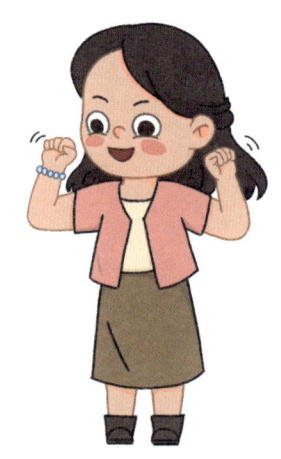

家长要善于倾听，让孩子有宣泄情绪的机会，沟通远比唠叨和斥责有效。

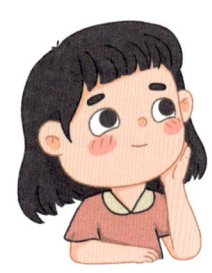

帮助孩子学会分配时间，让孩子在相对短的时间内能够集中精力完成功课，以便有更多的时间做其他事情。让孩子自己掌握时间，按时完成学习任务会让孩子有成功的感觉，以后做事情会更加自信。

07. 独立思考做决定

家长要有意识地培养孩子独立思考和做出决策的能力，同时要让孩子学会接受相应的结果。

孩子每一次的想法和决定并非都是正确的或理想的。如果孩子固执的决定不会产生严重的后果，不妨把决定权交给孩子。让孩子看到因自己固执的决定带来的负面结果，同时要让孩子坦然接受这种结果。这时候，家长不应评价孩子的做法，而应引导孩子找出问题的症结所在，让孩子知道自己错在哪里。吃一堑，长一智。

电视里的儿童节目具有寓教于乐的作用。家长应该让孩子看一些有助于学习的教育节目。但是要严格限制孩子看电视的时间和节目类型，每天不超过1小时。成人看的娱乐节目不适合孩子观看。

电子游戏易让人沉迷其中，欲罢不能，因此，完全隔绝孩子接触电子游戏是做不到的。因此，堵不如疏。按照孩子的实际年龄，选择一些逻辑性强、有助于提升思维方式的益智游戏，让孩子体验和娱乐是明智的。需要注意的是严控游戏时间。

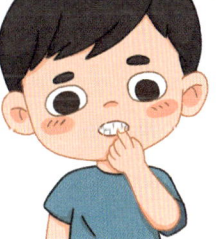

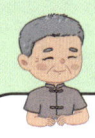

08. 多读书，养毅力

　　读书最能培养孩子的专注力，因为书中的情节会吸引孩子。让孩子自己选择感兴趣的课外读物，既学到了知识，又培养了专注力。家长可以就孩子读过的书与孩子交流读书心得体会，引导孩子多读书、爱读书。

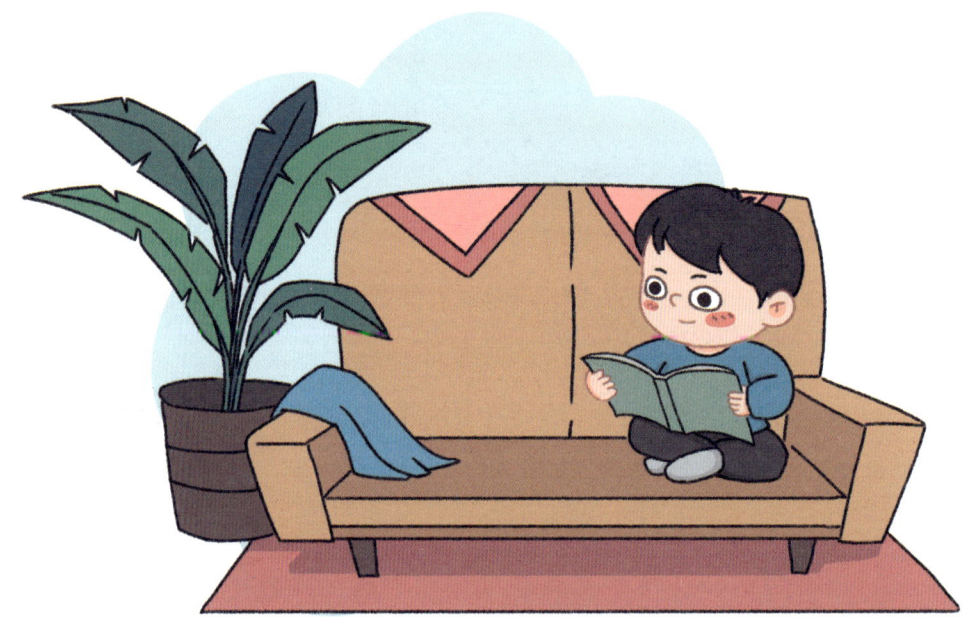

09.秒针训练法

培养小朋友的专注力有各种各样的方法。比如,让小朋友双眼专注看钟表的秒针。转一圈为一分钟,从一分钟开始,随着秒针圈数的不断增加,小朋友的专注力也会明显提升。这种秒针训练法还可以改善小朋友近视等问题。

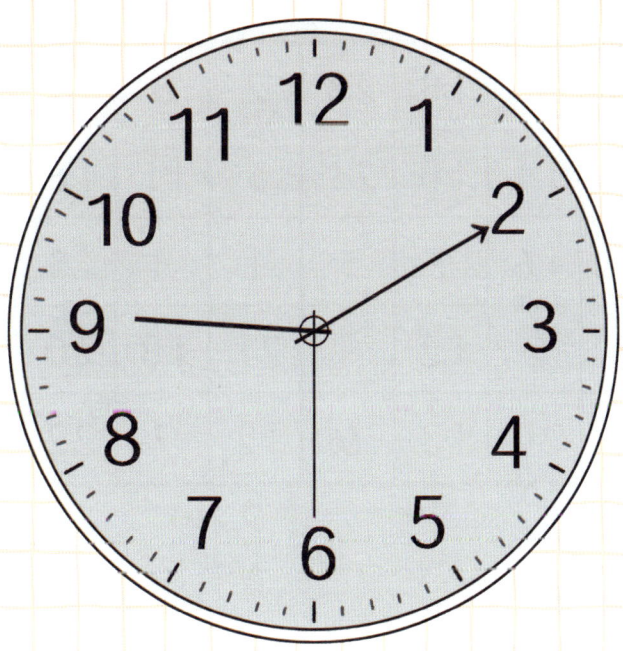

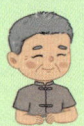

10. 舒尔特方格法

把格子里的数字打乱,让小朋友以最快的速度依次找出1—25。经过一段时间的训练,小朋友的专注力会得到显著提高。

舒尔特方格图

24	15	25	19	23	2	6	17	10	15
22	8	14	18	21	5	11	16	24	23
10	3	16	4	5	4	9	25	1	13
17	7	2	12	9	21	18	20	19	14
1	11	20	13	6	12	7	22	3	8

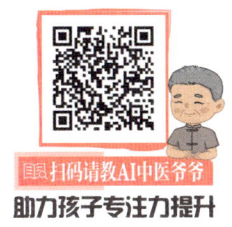

扫码请教AI中医爷爷
助力孩子专注力提升

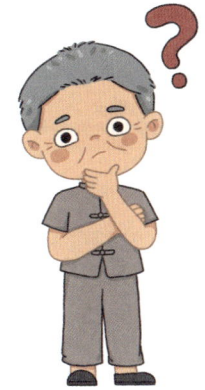

2 懂得节制，爱护身体

01. 生活日程的内容
02. 保护视力的重要性
03. 保护听力的重要性

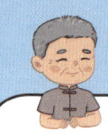

提高儿童专注力：中医爷爷有妙招 3

> 每个小朋友都是一个独立的个体，其身体的发育、智力的形成也各不相同。家长要帮助孩子制订自己的生活日程，让孩子懂得节制。

01. 生活日程的内容

- 清早按时起床，用温水洗漱，衣着整齐，注意个人卫生。
- 带齐学习用品，按时到校，见到老师要主动问好。
- 值日生应提前到校，打扫教室和责任区域的卫生。
- 上下楼梯靠右行，礼貌让行，不冲撞他人。
- 课堂上，坐姿端正，专心听讲，不做小动作；尊敬老师，举手发言，积极回答问题。
- 课间休息不喧哗，不追跑打闹，不做危险动作，要爱护学校的花草树木。
- 认真做好早操、课间操和眼保健操。
- 放学回家，帮助父母做一些力所能及的家务。

- 晚餐后稍事休息，完成家庭作业。
- 热水洗漱，多用热水泡脚，提高睡眠质量，不要熬夜。
- 周末外出娱乐时，饮食要注意卫生，少吃寒凉食物。
- 内衣、内裤自己洗。
- 对学习以外的爱好要有所节制。

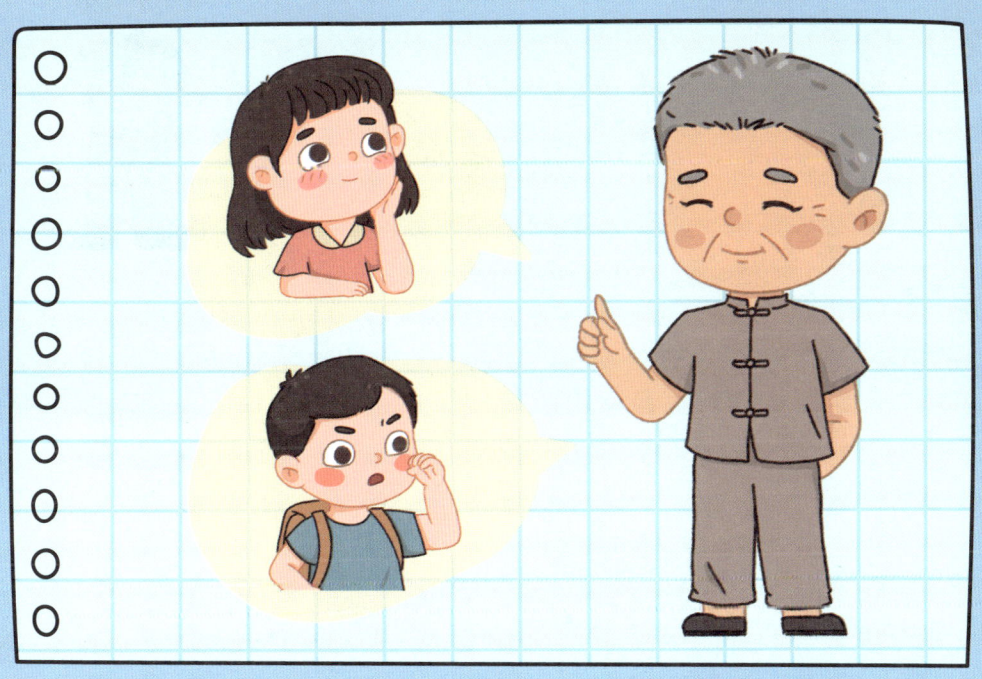

2 懂得节制，爱护身体

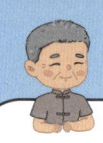

02.保护视力的重要性

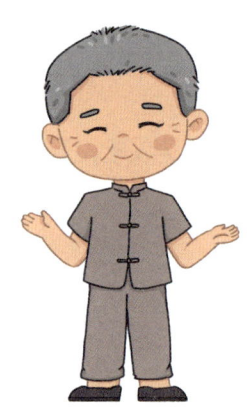

五彩缤纷的世界，春花秋月的景色，阳光明媚的生活，都需要眼睛去发现。人类获得的信息70%—90%来源于视觉系统，眼睛的重要性无可比拟。

中国古代中医发现，肝脏开窍于双目，眼睛受血而能视。如果肝脏的气血不能流畅地运行到双眼的区域，就会导致视力下降，还会产生相应的眼部疾病。

现代社会，电脑、电视、手机等高科技产品充斥在人们生活的方方面面，用眼时间延长和光污染对眼睛的伤害日益严重。很多小朋友因用眼不当，视力衰退、分辨率下降，导致近视、散光等眼科疾病多发。

近视会产生视物模糊、眼睛干涩胀痛、头晕眼花等症状，有近视眼的小朋友在学习上比视力正常的孩子要付出更多的时间和精力。

中高度近视会导致眼球凸出、眼睑松弛，引起一系列眼病。比如，弱视、散光、斜视、玻璃体混浊、视网膜出血、飞蚊症等。因此，保护视力的重要性不言而喻。特别是家长一定要重视儿童眼睛的保护。

保护视力的方法

● 光线舒适。照明的光线要柔和适中。若光线太强会导致眼睛疲劳、干涩、刺痛等不适;太弱则会使眼睛过度用力看清物体,长期如此会导致视力下降。

● 坐姿正确。桌椅高度要和身高匹配,眼睛距离书本一尺(约33厘米)。

● 学习一个小时后最好休息10—20分钟,使眼睛得到放松和休息。

● 课余时,多到户外,眺望蓝天或绿色植物,放松眼睛。

● 认真做眼保健操。不仅在学校做,在家也要做,以缓解眼睛疲劳。

● 帮助眼睛做锻炼。比如,参加球类活动、踢毽子、抛接物体等。双眼紧盯眼前物体,令眼球不停转动,促使眼睛局部血液循环增强,眼神经机能提高,缓解眼睛疲劳,起到预防近视的作用。

● 疏经通络养眼睛。可以点按穴位来保护眼睛和改善视力。此外,青色入肝经,可疏肝。多吃如蓝莓、猕猴桃、紫米粥等有益于肝脏和眼睛的深色、绿色食物。

● 看电视、玩电脑、手机一定要有所节制,采取定时的方法来管理自己。

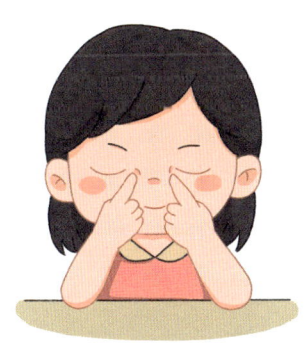

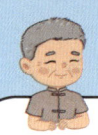

调节焦距法

任意翻到一本书的一页,让鼻尖触碰到这一页。然后努力看清上面的文字,坚持半分钟后,再移开双眼极目远眺,这时眼睛会感到非常轻松。

选择窗外的一棵树或一幢建筑物,努力看清树上的每片树叶或建筑物上的每一块砖头,这时眼睛会略微感到酸胀。盯住目标半分钟后,让眼睛离开目标。如此反复5—10分钟,每天早上、下午各一次,坚持一个月后,假性近视就会自动消失,视力可以恢复到正常状态。患有近视的小朋友取下眼镜后照此训练多日,视力也会有所提高。

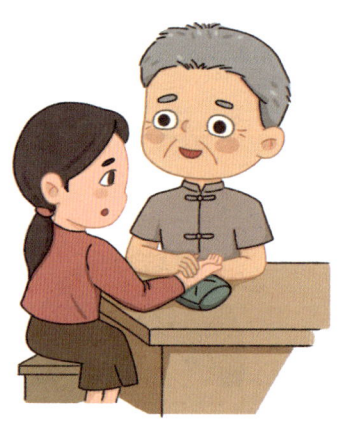

03. 保护听力的重要性

耳朵是人体重要的器官，如果听力丧失，就相当于与世隔绝。人的听力和视力同等重要，两者缺一不可。

传统中医认为，肾脏开窍于双耳，听力下降跟肾气不足有关。耳受血而能听。用现代的话说，如果肾脏的气血不能顺畅地运行到耳朵部位，就会造成听力下降。造成肾脏气血不足最重要的原因就是肾阳不足，也就是肾脏受寒。肾经的起点位于脚底的涌泉穴，"寒从足起"就是说肾脏受寒是从脚部开始的。因此，脚的保暖就是保护肾脏不受寒。

保护听力的方法

- 保证充足的睡眠。睡眠不足，身体容易疲劳，假性听力下降现象也随之而来。
- 使用耳机应限量、限时。不要长时间佩戴耳机听音乐，否则会对听力造成伤害。在音量超过85分贝的环境下，持续使用耳机超过8小时，会造成永久性听力损伤。
- 清理耳道要小心。如果方法不当，会引起耳道和鼓膜损伤，有时还会并发感染，使听力下降。正确的方法是让棉签轻轻地在耳道里旋转，不

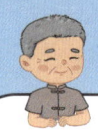

捅向耳道深处。

● 遇到高分贝的声音（70分贝以上）要捂上耳朵，因为噪声会让耳朵不舒服，导致内耳耳蜗受损，所以要避开让耳朵不适的声音。

● 洗头、洗澡时要防止水流入耳内，因为耳道鼓膜被水浸泡后，加上耵聍（即耳屎）的刺激，容易引起耳朵发炎。

● 一些耳毒性的药物慎用。如链霉素、庆大霉素、硫酸卡那霉素等，若使用不当会对听觉神经产生一定的损害。

● 擤鼻涕时应左右鼻腔一个一个地擤，切勿将左右鼻孔同时捏闭擤鼻。因为鼻腔后部与中耳腔有一管腔（咽鼓管）相通，擤鼻不当有可能把鼻腔分泌物压迫进入中耳腔，引起中耳炎。

● 多到户外活动，青山绿水可以放松身心，清心悦耳。

古代中医发现黑色食物入肾，日常生活中可以多吃一些如黑芝麻、黑豆、黑米、海带、紫菜、乌鸡等黑色的食物，有利于补肾温阳。

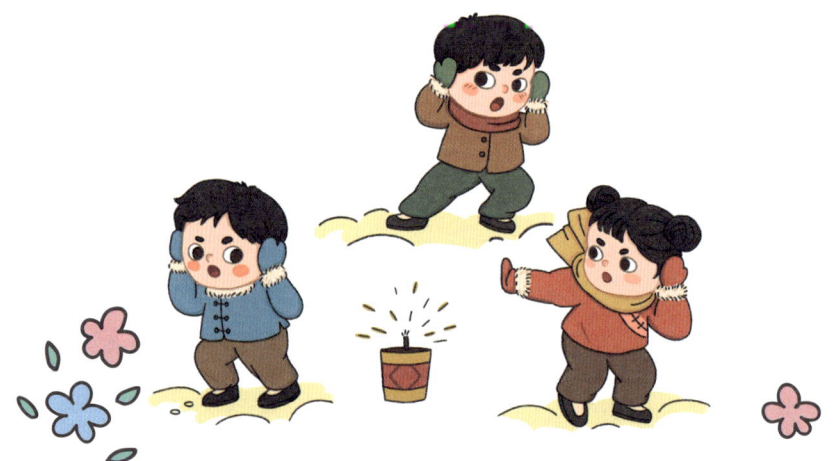

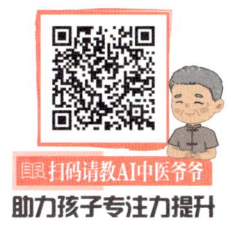
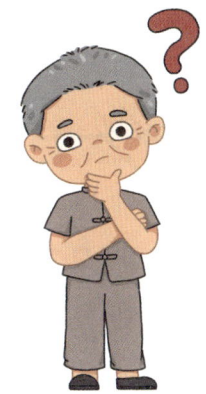

3 克服走神,事半功倍

01. 克服走神的方法
02. 制订并完成学习计划
03. 多动手,培养专注力

> 儿童成长中，关注力的形成也是循序渐进的。因其身体发育的自然规律，"心不在焉"是非常正常的生理反应，那么该怎么进行一些人为介入呢？

01. 克服走神的方法

精神集中防走神

提前预习上课内容，带着问题上课，有求知欲就不容易走神。跟随老师的讲课思路，亦步亦趋，环环相扣，就不容易走神。

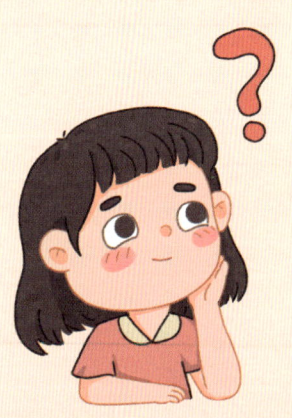

记录课堂上老师讲课的关键词，抓住课堂重点，先易后难，不懂的问题打上问号，下课后及时找老师或同学请教。对于课堂上老师提出的问题要独立思考，集中精力思考问题就不会走神。

自我提醒防走神

在自己的文具盒内放置提醒自己的便签。如："走神小怪怪，我要打败你。""坚决不走神，气死你！""集中精力、专心听讲"等句子，只要一看到这些话就会自然提醒自己，克服注意力涣散的毛病。

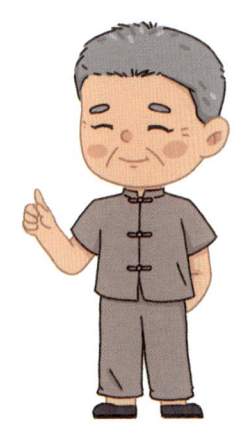

精神紧张时，注意力会特别集中。每当有重要的考试时，就会紧张，答题的效率和仔细程度都会提升。所以做作业时想象自己是在考试，注意力自然也就集中了。

定时法防走神

在自己心里假设一个小闹钟，让自己的思维天马行空地胡思乱想，比如3—5分钟。心中的时间一到，立刻集中精神，让自己紧张起来，专注地进行学习。暂时放松、张弛有度是调节注意力的有效方法。

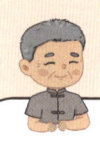

02.制订并完成学习计划

《礼记·中庸》中说:"凡事预则立,不预则废。""预"是事前准备;"立"指成功;"废"就是失败。这句话的意思就是无论做任何事情,事先有准备就会成功,否则就会失败。由此可以知道事先制订计划的重要性。

明确自己的学习目标

正确的学习目标能催人奋进,从而产生为实现这一目标奋斗的力量。没有学习目标,就会茫然无措,荒废大好时光。

学习目标要适当、明确、具体

适当:目标不能定得过高或过低。过高了,最终无法实现,容易使人丧失信心,使计划成为一纸空文;过低了,无须努力就能达到,不利于进步。

明确：学习目标要便于对照和检查。

具体：目标要便于实现。学习目标要长短结合，短时间内实现小目标。比如，今天家庭作业全部做对；家庭作业时间争取在半小时内完成。长期达到大目标。比如，设定周考、月考成绩达到90分以上等。在长短结合的规划指引下，学习能有条不紊地从小目标迈向大目标。

制定有效的学习计划

要实现学习目标，就需要制订学习计划。学习计划就是规定在什么时候采取什么方法步骤达到什么学习目标。有计划就可以科学地安排时间，合理地分配精力，循序渐进地完成任务，达到期望的目标。

学习计划可以根据自己的学习进度，清楚地知道学习科目、课程的先后顺序和轻重缓急。

学习计划要合理安排。计划不能定得太满，要留有一定的余地，在执行过程中根据实际情况灵活调整。

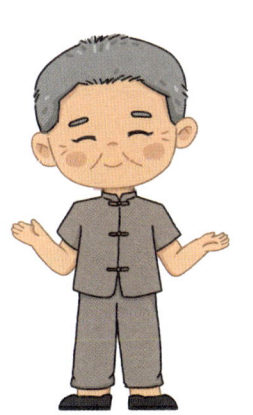

学习计划应包括全学期学习的总目标、各科学习时间分配，以及自学时间与课外活动时间的规划。学习计划还应包括月计划、周计划和日计划。通过分阶段、分时段有序推进，稳步提升学习成效。

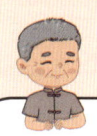
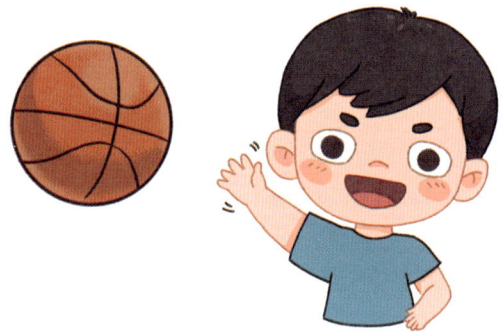

知己知彼，实事求是

由于每个小朋友的实际情况不一样，因而在制订学习计划时，每个人的计划重点和要求也是不同的。有的小朋友反应快，有的反应慢；有的记忆力强，有的记忆力弱；有的心算快，有的口算快，不一而足。对于学习基础相对较差的同学，不必急于去自学课外辅助类读物，而应该把主要精力放在弄懂课本内容上。

学习计划的安排应合理、科学，也不要把所有时间都用来学习。如周六、周日，上午头脑比较清醒，是学习的黄金时间。

学习计划的制订要根据学校的教学进度，先易后难，难易结合，分周、分月循序渐进，逐步达到学习目标。

学习计划还应包括课外学习和课外娱乐活动。不管是参加体育锻炼，还是郊游、玩耍，有了兴趣，就会激发自己的求知欲和学习的积极性。

03. 多动手,培养专注力

儿童身体发育阶段,多动手做一件事,有利于专注力培养。比如,自己的日常生活能自理,参与适合自己的家务劳动,参加自己喜欢的体育项目或形体锻炼,都会让小朋友的专注力高度集中。

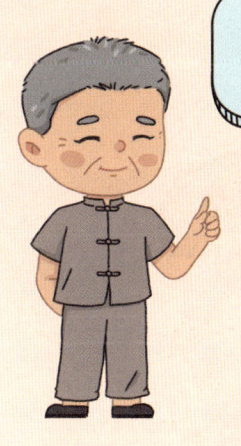

一些动手做的具体事例

- 到户外果园、菜园采摘。
- 将家中的废旧物,如衣物、书报、玩具等重新组合,变废为宝,制作彩灯、壁挂等装饰物。
- 动手做一道或几道菜,与父母亲朋分享。
- 做一次志愿者或义工,体现社会责任感和爱心。
- 种植一棵树,让大地多一抹绿色。
- 清理塑料袋、泡沫等白色垃圾,爱护自己生活的环境。

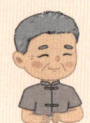

提高儿童专注力：中医爷爷有妙招 3

● 记得父母、长辈的生日，并给他们送上自己的手工小制作。

● 学习一种自己感兴趣的乐器，或者学画画，让小手和大脑都动起来。

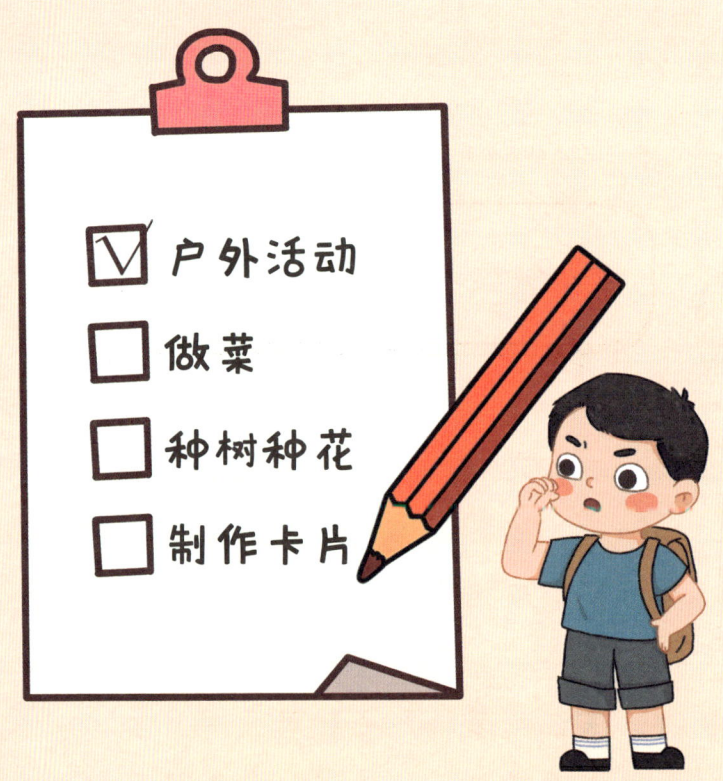

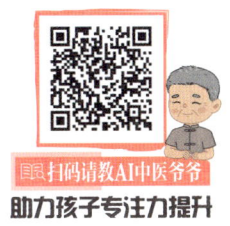

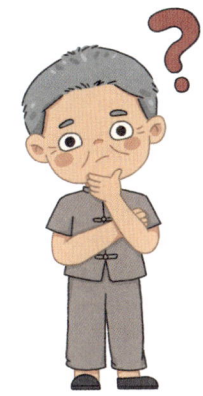

4 鼓励、引导

01. 鼓励的正、负力量
02. 讲故事，巧妙引导

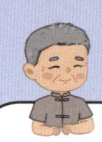

01. 鼓励的正、负力量

一个孩子从平凡到优秀不会是一蹴而就的，除了孩子的辛勤努力，还包含着家长的精心培养和老师的谆谆教导。顺境中的引导，逆境中的坚持，困难中的鼓励，挫折中的奋起，都是最好的精神食粮。

在对孩子的教育中，很多家长坚持严格教育孩子，但是自己的用心却不被孩子理解，导致家长和孩子之间发生争吵、对峙，矛盾不少。

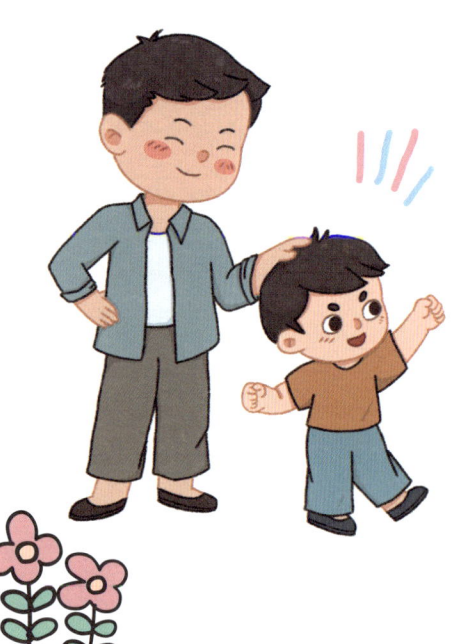

对于孩子来讲，他们前进的动力很容易满足，就是来自父母的肯定和鼓励。赏识教育可以强化和肯定孩子的正确行为。激发孩子的兴趣和动机，增强孩子的心理体验，纠正孩子的不良行为。

当孩子被认可、被肯定时，会感到满足和愉悦，能充满自信地愉快学习和生活。所以家长一定要注重对孩子的鼓励式培养，让孩子能够在鼓励声中长大，在家长的鼓励中掌握学习本领，使自己在学习和生活中更加勇敢、更加自信。家长要注意，鼓励不是夸大其词，要就事论事，特别提醒家长鼓励尽量少与金钱挂钩。

作为家长，对孩子说的每一句话、做的每件事，都对孩子影响巨大，甚至会影响到孩子对自己未来成长的认知。

有的家长发现孩子做错了事，考试成绩不理想等，就对孩子进行训斥或打骂。打骂教育会适得其反，导致孩子越做越错，或者越做越逆反。

有的家长喜欢拿自己的孩子和别的孩子做比较。总是觉得别的孩子学习特别棒，行为做事很有礼貌，别的孩子比自己的孩子优秀。

有的家长喜欢掌控孩子，觉得孩子的一切都应该由父母来操控，压缩孩子该有的自我成长空间。以上各种现象对孩子的成长是非常不利的。孩子在成长中不可能不犯错，只要不是原则性问题，就应该让孩子自己在错

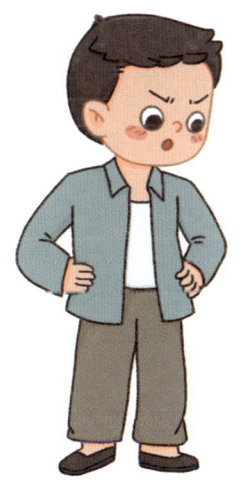
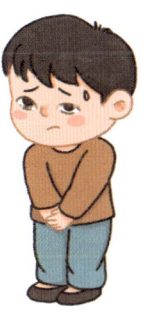

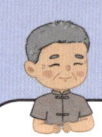

误中摸爬滚打、自省成长。

每个孩子都有无穷的潜力，如果始终得不到父母的认可，就会陷入自我否定、自卑中，家长所谓的正确教育反而是负能量，是失败的。

现代心理学研究发现，经常受到鼓励的孩子，其各种行为习惯都会形成良性循环。

一个常常听到夸奖和鼓励的人，容貌和气质会变得越来越好，心态也会越来越积极。因为常听到夸奖和鼓励的话，会让人产生快感，大脑会分泌出一种让人愉悦的物质——多巴胺。

鼓励能够让孩子感到心安，鼓励能够让孩子自信，鼓励能够让孩子找到自己前进的方向和动力。

小链接

曾子杀猪

父母是孩子心目中的榜样。在孩子心里，父母有着无比高大的形象。孩子敬重父母、爱恋父母，同时也渴望得到父母的欣赏与尊重。而尊重的前提，就是父母要言而有信。

曾子是孔子门下七十二弟子之一，也是一个信守承诺的人，他在交友上言而有信，在教育孩子上也是一诺千金。

一日，曾子的妻子要到集市上去，儿子哭着要跟着去。她说："你回去，我回来时杀猪煮肉给你吃。"

等她从集市上回来。曾子就让妻子杀猪煮肉给他儿子吃。他的妻子说："我不过是跟孩子开个玩笑罢了，你怎么还当真了？"

曾子说："父母教孩子，孩子要听从父母的教导。母亲欺骗了孩子，孩子就不会相信母亲。现在你欺骗孩子，就是在教他欺骗别人。"

说完，曾子就起身杀猪煮肉给孩子吃。

这就是著名的"曾子杀猪"的故事。曾子用自己的言行告诉人们，为了做好一件事，哪怕是对孩子，也应言而有信，诚实无欺，身教重于言教。作为父母，都应该像曾子那样讲诚信、守承诺，用自己的行动做表率，教导自己的子女。

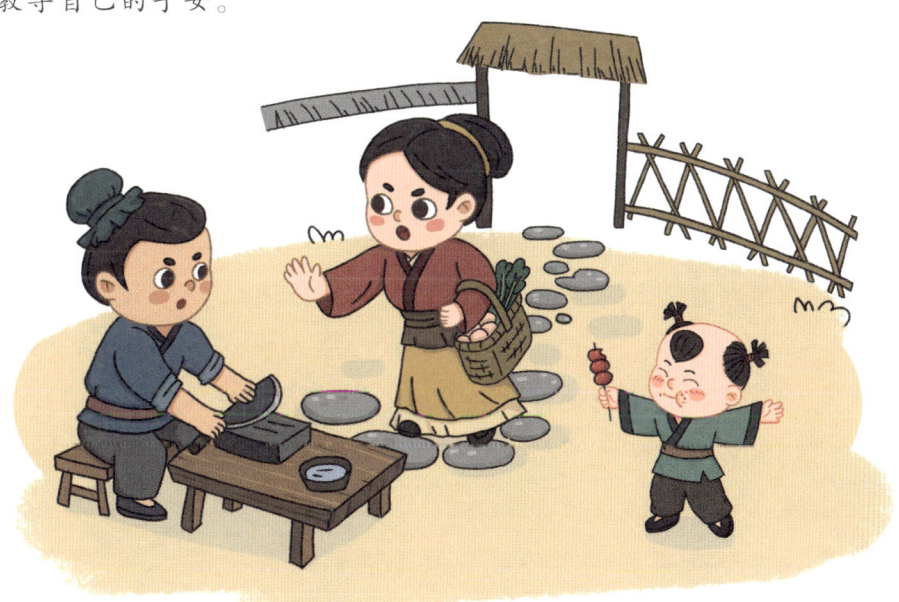

02. 讲故事，巧妙引导

讲故事给孩子听，是最物美价廉、最便捷、最能体现亲子的互动。作为家长一定要学会旁敲侧击，用别人的故事引导自己的孩子。当一个娓娓动听的故事讲起，孩子会十分专注。

小故事

一屋不扫，何以扫天下

东汉时期有个人名叫陈蕃，他幼年十分聪慧，读了不少书。少年时，十里八乡的人都赞许他今后一定会中红榜，光耀门楣。一天，他父亲的好友薛勤来看他，见他独居的院内杂草丛生、秽物满地，就对他说："你怎么不打扫一下屋子，这么脏怎么招待宾客呢？"

陈蕃回答："大丈夫处世，当扫除天下，安事一室乎？"

薛勤当即反问道："一屋不扫，何以扫天下？"

陈蕃听了，觉得很有道理。从此，他开始注意从身边的小事做起，最终成为一代名臣。

这个故事告诉我们，任何事情都是由小到大，小的事情不愿做或者做不好，那么大的事情也一定做不好。

老汉粘蝉

《庄子》中有这样一个故事。一天，孔子带着弟子去楚国，经过一片树林，树林中有个驼背老人正在用竹竿粘知了。他粘知了非常轻松，就像在地上捡知了那么简单。

孔子问："您粘知了真神啊！有什么秘诀吗？"

老人说："我确实有自己的办法，一开始很难粘住知了。于是我练臂力，在竿头叠起两个小泥丸，手臂不抖了，就练叠起三个丸子不坠落，即便有失手的情况，十次不会超过一次；后来我叠起五个丸子不坠落，就如地上拾知了。我的身子犹如立着的断木桩，举竿的手臂就像枯木的树枝。虽然天大地大，万物品类繁多，但我一心专注于知了，从不左顾右盼，也不因纷繁的万物而改变对蝉翼的注意，这样怎能不成功呢？"

这个故事说明，如果一个人能够排除外界的一切干扰，集中精力，勤学苦练，就一定能够掌握一门过硬的本领。

心正则笔正

唐朝有位著名书法家叫柳公权，从小就显示出在书法方面的过人天赋，他写的字远近闻名。

有一天，少年时代的柳公权约了几个小伙伴举行"书会"。他写下一行字，这时，一个卖豆腐的老人挑着担子正

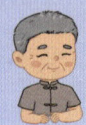

好经过。他看了看柳公权的字,忽然说:"这字写得像我的豆腐一样,没筋没骨。"

柳公权一听,很不高兴:"你写几个有筋有骨的字让我看看。"

老人爽朗地笑了笑,说:"我是个粗人,不会写字。前几天我在城里看到一个人用脚写字,那可真有力道。"

第二天,柳公权起个大早,进了京华城。就看见一棵大槐树下围了许多人。他挤进人群,只见一个没有双臂的黑瘦老者赤脚坐在地上。他右脚夹笔,在一张纸上挥洒自如地写着。笔下的字力道十足,似群马奔腾,引得围观的人们阵阵喝彩。

柳公权十分惊叹。他举起双手,深深向老者行礼,并表达自己拜师学艺的心意。

老者忙谦逊地说:"我生来没手,只得靠脚混生活,怎么能为人师表呢?"

柳公权不愿放弃,就一直默默站在老者身旁看他写字。直到日头偏西,都没离开。老者终于被感动了,他在地上铺了一张纸,用右脚写下了"写尽八缸水,砚染涝池黑。博取百家长,始得龙凤飞"二十个字。

柳公权把老者的话牢记在心,从此发奋练字。手上磨起了厚厚的茧子,衣服的袖口补了一层又一层。经年久日,柳公权终于成为唐代书法大家。

唐穆宗皇帝看到柳公权的字也连连赞叹，问柳公权："你的字怎么写得这么好？"

柳公权答道："用笔在心，心正则笔正！"

写字的诀窍在于心。心不清静、不端正，字也不可能写好。

这个故事告诉我们，无论做任何事情都需要一心一意、勤学苦练、持之以恒，才能成功。

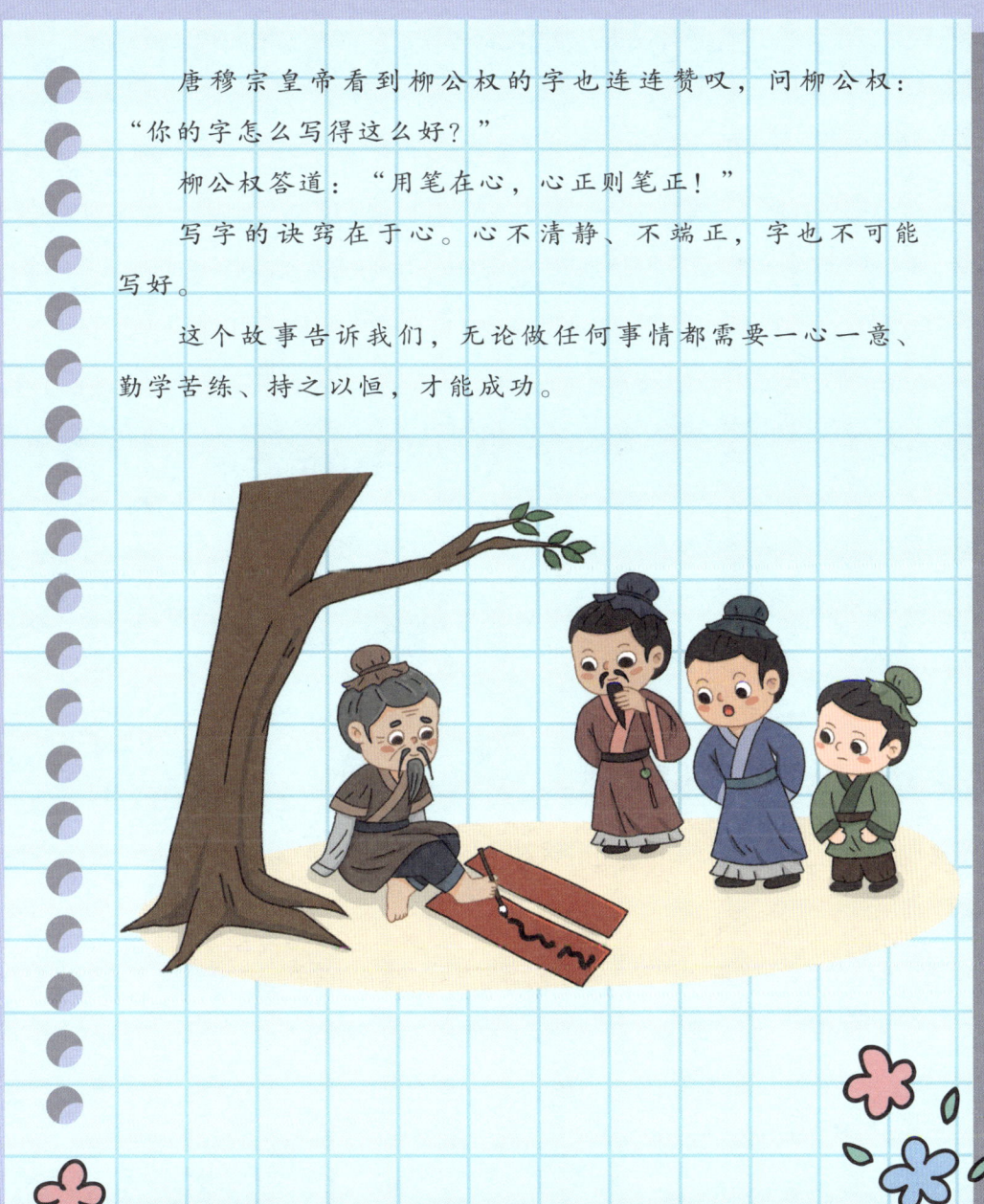

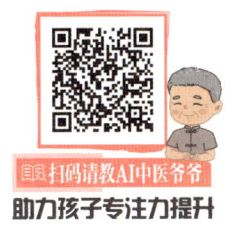
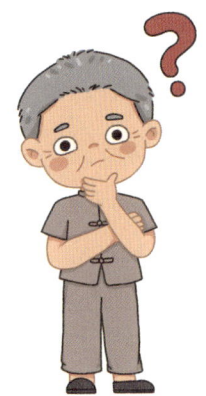

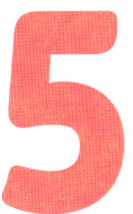 # 自觉是专注力的表现

01. 自觉性的培养
02. 培养自觉性的内因与外因
03. 培养自觉性的原则

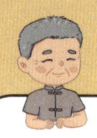

01. 自觉性的培养

培养自觉性就是让孩子知道这件事的当事人和责任人是谁,无论是学习还是个人成长,都必须充分明确自己是这些事情的当事人和责任人。

作为家长需要接送孩子上学、放学,每天照顾孩子的饮食起居,但绝不能让孩子形成"我的一切事情,都让爸爸妈妈包办"的想法。

首先,学习的责任是孩子的。告诉孩子父母的责任是接送孩子上学、放学,保障其起居冷暖和一日三餐。其次,学习的当事人和责任人是孩子。因此,孩子做作业的快慢、效率和质量,都得由孩子自己负责并承担相应的后果。

讲一千遍不如让孩子做一遍。要告知孩子承担自己选择的后果,是为了培养孩子自我负责的意识。比如,孩子磨磨蹭蹭不想写作业,家长怎么督促都不起作用,孩子还是不愿意写,那不妨就让孩子带着未完成的作业到校,到时课代表收不到作业,老师课堂点名批评,下课后留堂补做作业等,让孩子体会到自己不写作业带来的麻烦。家长可以事先跟老师沟通,以便老师采取更适合孩子的方式处理问题。

当孩子做错了事,家长不要惩罚孩子,而是让孩子自己承担错误带来的后果。这种教训影响深刻,会让孩子记忆犹新,避免重蹈覆辙。

02.培养自觉性的内因与外因

他控行为

有的家长会告诉孩子："你去做什么，就奖励你什么。""你做错了几题，就打几下手心。"家长这样的管教方式叫作"他控行为"，即孩子的行为完全由"别人"主导，这样的自觉性是与孩子的内心世界毫无关联的服从他人控制的行为。

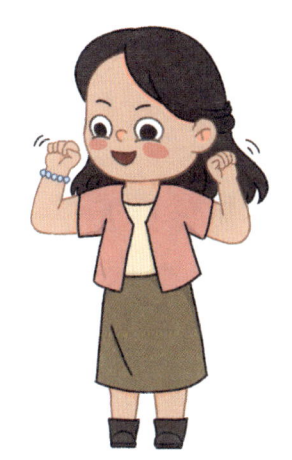

"他控行为"短期内可能有效，其有效的原因是孩子抵制不住奖赏带来的诱惑或惩罚带来的痛苦。随着孩子的成长，对父母的奖励或惩罚已经屡见不鲜，可信度日趋降低，父母的"他控行为"便会失效。这正是很多父母抱怨孩子长大了逆反、不听话、不好管的根本原因。所以说，"他控行为"的教育方式是不利于孩子自觉性的培养。

自控行为

自控行为是通过夸奖让孩子获得价值感而内化。比如，孩子做对某件事后给予表扬，让孩子认同这种过程的合理性。于是，父母觉得是对的，孩子也会觉得是对的。比如，母亲告诉孩子当年生他多么不容易，受了多少罪；父亲说整天辛苦工作挣钱都是为了养育孩子，等等。通过制造内疚的方式，让孩子产生焦虑感来控制自己的行为，表面上看形成了一定的自控行为，但这不是自我主动的意识，是一种负能量。"我要还账，才对得起父母。"这是不利于孩子身心健康发展的。

同化行为

当小朋友升到小学中高年级或初中后，发现同班的同学都在努力，于是，从小到大父母都在耳边唠叨的道理，到此时自己在心理上认同了家长的期望，并自觉地产生价值观内化的行为，这是一种积极向上的变化。

整合阶段，也就是完全内化阶段

到了这个阶段，孩子不用借助任何外界压力，就完全认同父母的要求和期待。原因是孩子已经经历了很多挫折，并深深地认同父母这套价值观体系。

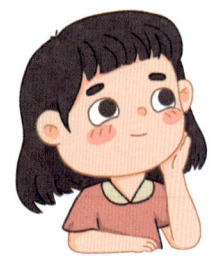

比如，为考上重点高中熬夜苦读，为完成大量的复习内容挑灯夜战。即便这些科目孩子不一定喜欢，但他已经有了责任感，认为这件事情很重要。这样的价值观的体现，就是我们通常说的"自觉性"。

03.培养自觉性的原则

创造适宜的环境

要为孩子布置一个固定的学习区域,营造安静的学习氛围。

安静、通风、光线充足、无杂物,避免有人来回走动。移除书桌上、视线内影响学习的玩具等物品,避免孩子在学习时走神、分心。学习区域内的学习用品尽可能简约。有了舒适的学习环境,孩子才能更快地进入学习状态,才会有学习的自觉性。

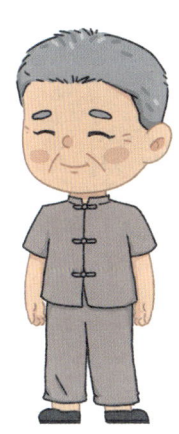

学习方法和技巧

有时孩子做作业慢并不是有意磨蹭,而是没有掌握学习的方法和技巧,不知道怎么做才能又快又好。因此教会孩子学习方法和技巧是提高孩子自觉性的有效手段之一。

比如,先回顾当天课堂上的内容再写作业,效率和准确率会大大提高。做题时,按照从易到难的顺序,先完成会做的题,再回过头来做不会的题,这样就不会因一道题而耽误较长时间。

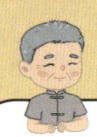

每天晚上完成作业后，留出一点儿时间预习第二天的新课，主动跟上老师的节奏。

少斥责，多鼓励

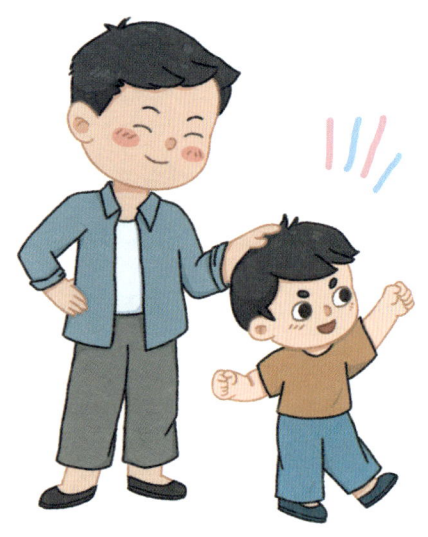

家长要多鼓励孩子，不要动不动就呵斥。特别是当孩子遇到困难和挫折的时候，尽量不要斥责孩子。在孩子挫败的时候大加责骂，这样就会让孩子心里产生极端负面的影响，有可能导致对家长产生不信任而自暴自弃。所以当孩子遇到困难和挫折的时候，作为父母应该给予孩子更多的鼓励和帮助，帮助孩子分析原因，总结经验，学会在困难之中重新站立起来，有自信心去面对困难和问题。

找堵点，补空缺

一般而言，自觉性不够的孩子，成绩都不太理想。比如，作业内容太深奥，孩子不能理解，自然会产生畏难情绪，注意力不集中。那么家长就要配合老师了解孩子学习上的堵点在哪里，并帮助孩子弥补知识的空缺。孩子能够理解老师所讲的内容

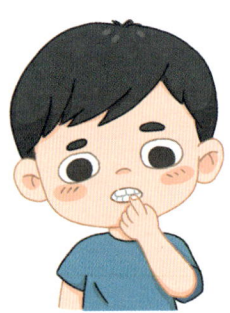

了，他的注意力就会跟随老师讲的内容，循序渐进。

这时候，家长要给孩子一些适当的奖励，及时给予表扬，这样有助于提高孩子的做事积极性和自觉性。

保护孩子的自尊心

孩子的成长过程也是一个自我认识的过程，如果孩子的自尊心受到伤害，那么在未来的生活中，孩子就难以承受挫折和困难的考验。

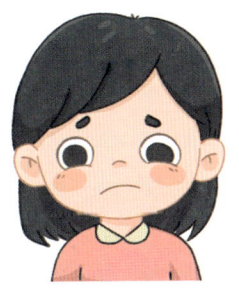

孩子的上进心和自尊心正是家长可以利用的教育资源，作为家长要对孩子抱有积极的期望，要根据事情发生的具体情况，沉着、冷静、富有智慧地加以应对和解决。

成长期间孩子的自尊心得到了很好的保护，那么孩子在未来的生活中就会习惯自律，从而形成一个自觉的良性循环。倘若我们家长总是对孩子唠叨批评，就会剥夺孩子自我内疚、自我反省的机会。孩子可能会因为自尊心而跟家长顶嘴或找借口。家长批评孩子时要就事论事，不要翻旧账，不要经常把自己的孩子同其他孩子进行比较。批评孩子也要分场合，不要在很多人面前责备孩子，以免给孩子留下阴影。

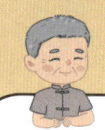

提高儿童专注力：中医爷爷有妙招 3

培养爱阅读的好习惯

当孩子对某一类书籍产生了浓厚兴趣，这说明他的学习自觉性已经开始逐渐形成。孩子可以在书籍的海洋中遨游，享受丰富的知识的熏陶。阅读会让孩子明白很多生活的道理，家长应该鼓励孩子多阅读，为孩子借书、买书，让优秀的课外读物成为孩子积累知识的源泉。

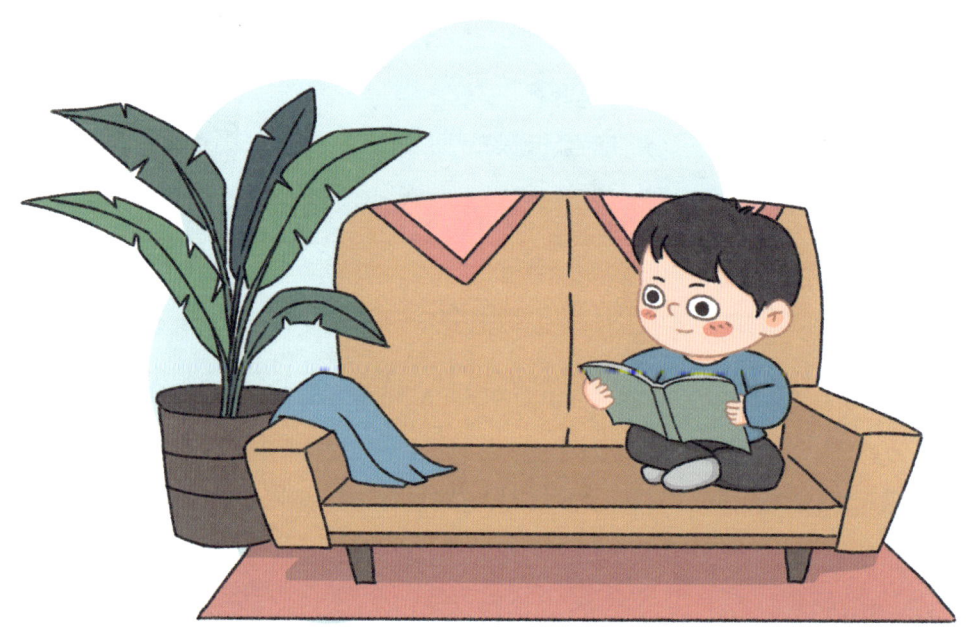

换位思考，不包办代替

在培养孩子自觉性的过程中，家长要学会站在孩子的角度换位思考。反省自己是否习惯于站在居高临下的角度跟孩子说话，是否习惯于运用一些裁判式的评价语言，是否以身作则率先垂范，让自己成为孩子的示范和榜样。

站在孩子的角度看待问题，也许问题就没那么严重，也许解决问题的方法就会多一些，也许更能理解孩子的心情，也许就架起了跨越代沟的桥梁。

此外，孩子学习时，家长的过度关心反而会影响孩子的专注力。比如，一会儿问孩子有没有难题，一会儿问孩子在校情况，一会儿问孩子渴不渴，一会儿问孩子饿不饿等等。像这种过度关心，不仅打扰了孩子专心致志，时间久了还会让孩子变得依赖或无所适从。所以，对于孩子的学习，家长应放手让孩子独立思考、独立完成。

同时也要关注孩子是否有拖沓、松懈的状况，如有此种状况，家长应及时干预和教育。

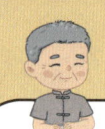

不操之过急，立规矩

对于自觉性不够的孩子，在完成作业时，家长要帮助他把学习内容分成数个单元逐个完成，完成一个单元就让他休息几分钟。这样反复的学习形式，经过一段时间后，孩子会养成这样的学习习惯，自控力也在渐渐提升。

当然，并不是每个孩子都能在父母的陪伴下完成作业。于是在无人监督下，拖拉散漫、完不成作业的孩子不少见。对此，家长就应事先跟孩子"约法三章"，鼓励孩子自主独立地完成，做到了可以适当奖励。

赏罚分明可以帮助孩子养成自觉学习的习惯，知道自己的事情必须自己做，并有责任勇于担当。

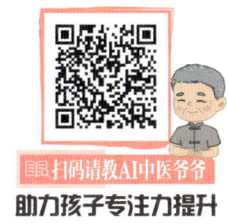

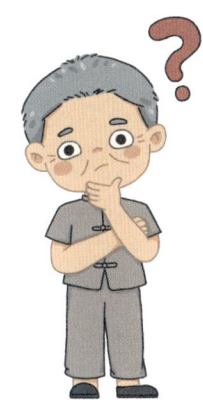

 **父母期望与反作用力**

01. 变味的"望子成龙"
02. 期望值与专注力
03. 正能量的期望值

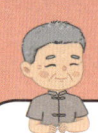

提高儿童专注力：中医爷爷有妙招 3

01. 变味的"望子成龙"

父母望子成龙，本是人之常情，无可厚非。没有哪一个父母不盼着自己的孩子学业有成、功成名就。

遗憾的是，在现实社会中，绝大多数中国的父母并不了解自己孩子的天赋、兴趣与特长。他们虽然对孩子期望值很高，但不懂制订具体的家庭教育规划，家庭教育充满随意性。"羊群效应"和"从众心理"成了自己的家庭教育方式。看到同龄的孩子都在上兴趣班，就为自己的孩子报名。

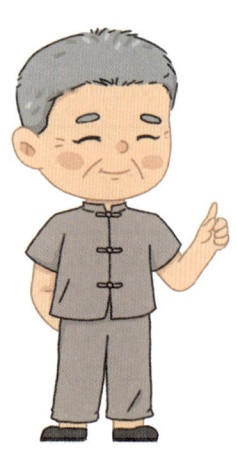

这种不切实际的期望，无形中给孩子造成了巨大的心理压力。孩子一旦考试成绩不理想，内心深处就会感觉自己对不起父母，久而久之，开始变得自卑。

在父母的高期望值下，孩子在学习和生活上都背负着巨大的压力。在孩子的潜意识里，学不好就对不起父母。这样的家庭教育方式，与其说是父母在培养孩子，不如说是孩子用自己宝贵的童年为父母的面子买单。所以，父母要有平和的心态，学会倾听孩子的心声，适当降低对孩子的期望值，根据孩子的实际情况制订合适的奋斗目标。

孩子从童年到成年，有近二十年的时间。随着孩子的长大，费用的增加，孩子思想独立的成熟，目标越来越清晰，培养孩子过程中的困难和挫折也会越来越多。由于父母在家庭教育中充满了随意性，既没有明确的培养目标，也没有坚定的原则，因此一旦遇上困难和挫折，就会随遇而安、将就凑合。

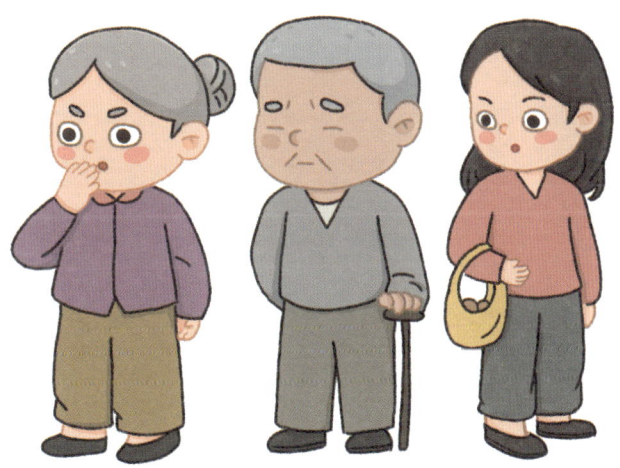

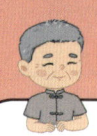

02. 期望值与专注力

父母的期望可以化作孩子奋发向上的动力。但有的时候，父母过高的期望会成为孩子肩上沉重的压力和心理负担。父母不要借着所谓"期望"的名义，给孩子造成无形的压力。父母过高的期望值很容易造成拔苗助长，也必然会给孩子造成过大的心理压力，得到的结果必定适得其反。

由于过度的望子成龙，子女的学习成绩成了全家人关注的中心，成了全家人喜怒哀乐的晴雨表。家中有无笑声、有无快乐，几乎都取决于子女的学习成绩。许多家庭对子女的学习成绩有名次上的要求，父母每天问孩子的话就是"考了几分"，每听到这句话，子女会胆战心惊。整个家庭生活的气氛压抑、单调、乏味。

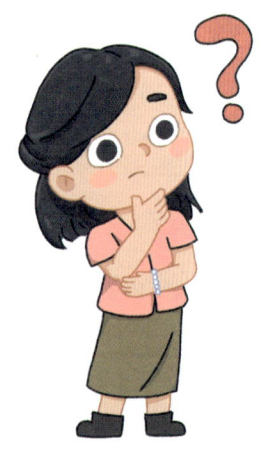

下面再来说说不当的期望值对孩子的专注力培养的影响。首先，家长应该知道孩子的专注力培养不是一朝一夕的事，而是循序渐进、逐渐形成并固化的。社会上有一种观点认为，孩子的专注力都是被父母的不当养育毁掉的。尽管这种观点有些偏激，但父母的养育方式对孩子的专注力的形成确实有着举足轻重的影响。

比如，有的家长喜欢强行引导。孩子在做事情或玩玩具时，只要看见孩子出现不合乎常规的做法或玩法，家长就会强行引导，主观地把自己觉得对的观点强加给孩子。结果就是孩子过分依赖家长，失去了思考问题的勇气，专注力也就无从谈起。

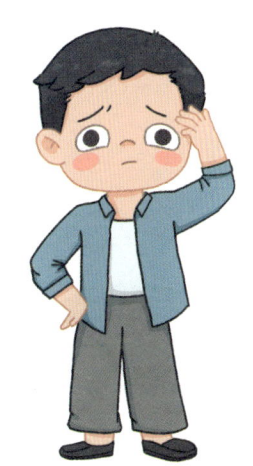

有的家长总是要求孩子做事情像大人一样反应迅速，会不断地催促孩子。比如，有事要出门，就急忙一边给孩子穿衣服一边催促，衣服还没穿整齐就拉着孩子往门外走。这样的做法会造成孩子有样学样，也像父母一样着急忙慌、丢三落四。

还有的家长会在孩子独立游戏、玩玩具或做作业时，在一旁观看。时不时地抚摸一下孩子的头以示亲昵，或者问一句：“要不要喝水？”"要不要上厕所？""肚子饿不饿？"家长的这些小动作和过分的关注不仅会让孩子分心，也会让孩子无法进入专注的状态，还会打断孩子的思考过程。

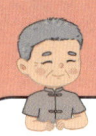

03. 正能量的期望值

独立自立

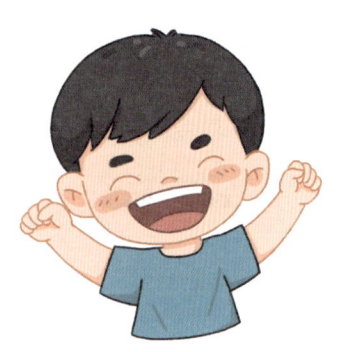

家长不要过度包办孩子的学习和生活，鼓励孩子自主料理个人事务。比如，课堂上的小目标是听懂老师讲的知识，课后独立完成作业；体育课上力求提升百米跑速度；周末按时起床，整理书柜、玩具柜等。这些力所能及的小目标，不妨交由孩子自主设定并完成。

孩子在独自做事、走向自立的过程中，可以获得成功的喜悦和自豪感，从而增强自信心。

目标分解法

孩子必须循序渐进，逐个攻克小目标，才能实现大目标。家长要学会把自己给孩子设定的大目标转化为小目标，并且把事情简单化，让孩子做事更有效率。

在给孩子设定目标的时候，家长也要了解孩子自身的具体情况，不要囫囵吞枣，啥都让孩子干。比如，让不喜欢音乐的孩子去学弹琴，让不爱运动的孩子去学跳舞。家长要善于从发现兴趣到培养，再到专注入手，这样才能让孩子发挥自身的潜质。

每当孩子完成一个小目标的时候，家长要根据目标完成结果进行讲评，让孩子认识自身优势和短板，认识该发扬什么、避免什么，逐步完善自己，从而让孩子充满自信。

多交朋友

家长应该鼓励孩子多交朋友。孩子在与他人交往的过程中，除学习到一些社交技巧外，还会潜意识地考虑和小朋友玩些什么，说些什么。那么这些想法必然会让孩子专注地想一想。这时，家长可以把自己的一些社交技巧分享给孩子。告诉孩子在社交的时候要注意文明礼貌用语，与朋友相处要掌握分寸，懂得分享等。

当孩子与朋友之间发生摩擦时，家长也不要急着干预，让孩子尝试着自己解决。

家长要支持孩子请小伙伴到家里玩。好客热情的家庭氛围对孩子开朗、友善的性格形成是有帮助的。

节假日的时候，家长带上孩子与自己的好朋友一起家庭聚餐、郊游等。孩子在这样的氛围影响下，会快乐地融入集体生活，收获同龄人之间的友谊，自信地展示自己。

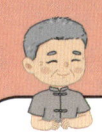

鼓励的虚与实

表扬与鼓励孩子取得的进步，是至关重要的教育环节。当孩子得到父母的表扬和鼓励时，心情是愉快的。这种愉快的情感体验，能化作他们继续坚持去做的动力和专注力。

精神上的鼓励，可有效增强孩子的自信心与自尊心。自尊心的增强，能促进自身良好道德品质的形成。因此，精神鼓励是培养孩子道德品质的重要手段。

对孩子而言，精神滋养不可少，如果再加上物质上的一点儿奖励，则更能满足他们的心理需求。比如，购买孩子喜欢的图书、玩具，陪孩子去品尝喜爱的美食，周末到游乐场玩耍或者假期里全家一同出游。

这些物质奖励往往是孩子开心、愉悦、向往的事。家长这样做，既表达了对孩子努力的认可，又让孩子收了获努力学习与专注做事带来的快乐，留下深刻而美好的体验。

以身作则

如果家长一边向孩子强调努力学习的重要性，一边自己坐在沙发上玩手机，那么家长说的话是没有说服力的。孩子在这样的家庭环境里读书，学习的动力从何而来？孩子在心理上产生抵触学习的情绪，家长实则难辞其咎。

一些家长都曾被孩子这样质问："为什么你可以玩手机、看电视，我却要学习？"

想要孩子喜欢上学习，家长要以身作则。你自己都不愿意做的事情，为什么要强迫孩子去做？在孩子学习期间，放下手机，找一些自己感兴趣的知识来学习，成为孩子学习的伙伴，用自己的行动来影响孩子。

陪伴不能缺席

在孩子的成长过程中，父母角色的缺失是最为严重的教育缺位。尤其是当孩子步入初中，进入青春期后，父亲的陪伴与言传身教，对男孩的性格塑造、价值观形成等方面起着关键作用；而母亲的陪伴与关怀，对女孩构建自我认知、培养情感表达能力等同样不可或缺。青春期若缺乏对应的性别榜样，不仅会削弱孩子内心的幸福感，还可能在其未来成长道路上投下阴影，阻碍其身心健康发展。

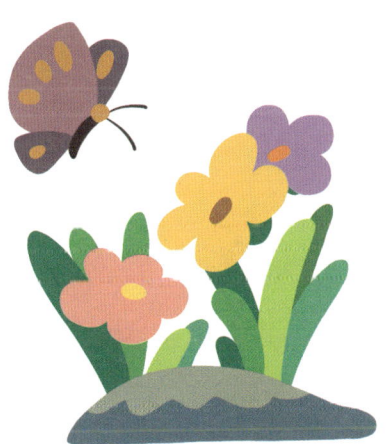

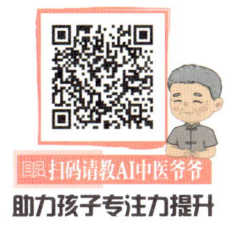

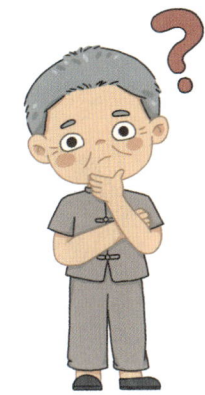

7 优秀的定义不唯一

01. 什么是优秀
02. 优秀的孩子来自合格的父母
03. 优秀就是上清华、北大吗

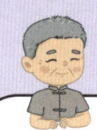

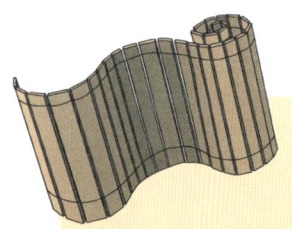

不积跬步，无以至千里；
不积小流，无以成江海。
——〔战国〕荀子《劝学》

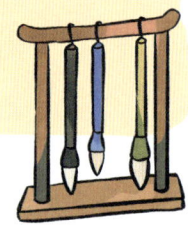

01. 什么是优秀

在部分家长的观念里，权力与财富被视作成功的标志。他们认为，富与贵是一样的，没有什么区别。然而，实则不然。富体现于物质层面，贵彰显于精神层面。

在国外，一些知名的私立贵族学校对学生的培养秉持严苛理念。生活上也不是骄奢淫逸，也会睡硬板床，饮食简单却注重营养，在校学生每天

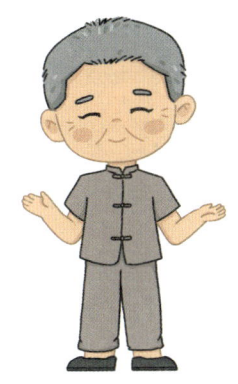

的体格训练也是十分严格的。

事实上，贵族并非由物质奢华所定义，贵族生活也绝非等同于养尊处优、骄奢淫逸。贵族的本质，是精神与心灵层面的高贵。精神的贵族不一定物质富有，拥有财富不一定精神高贵，因为真正的贵族精神与钱财并无必然关联。

财富聚散无常，而精神是可以流传的。贵族教育就是把一种精神传给孩子，传递给他一种乐观、积极向上、百折不挠、勇于担当的精神，这胜过任何物质上的东西。

孟子说："穷不失义，达不离道。"就是要让孩子懂得，一个人要干净地活着，优雅地活着，有尊严地活着，不可为眼前利益而背信弃义、不择手段。

因此，若真想孩子变得优秀，不是留给他物质财富，而是赋予其创造的能力，让他在无人撑伞的雨中奔跑，让他成为对社会有用的人。孩子的培养与教育需要家长秉持滴水穿石、聚沙成塔的毅力，持续坚守。

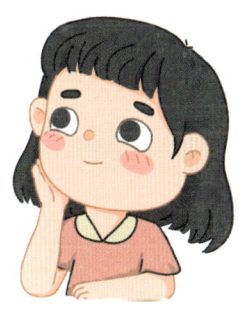

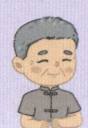

提高儿童专注力：中医爷爷有妙招 3

02.优秀孩子源于合格的父母

若盼孩子卓越出众，父母需先成为合格典范。作为父母，以下这些品格您具备吗？

良好的家庭环境是孩子心理健康成长的基石。应给孩子一个充满爱的天地，让他们在爱中学会爱父母、爱自己。充满爱的家庭氛围，是孩子健康成长不可或缺的根基。

家长要以身作则、诚信守诺，培养孩子的契约精神。

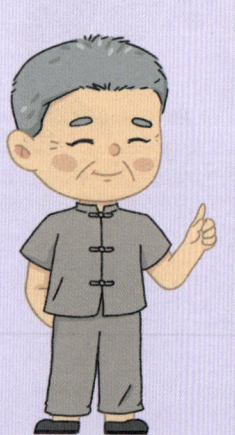

◎ 对孩子保持亲和力，倾听孩子的心声，成为孩子的知己。对于孩子的错误，不能一味地包容或一味地责备，更不能动手打孩子。要帮助孩子分析错误的原因。

◎ 鼓励孩子承担相应的结果，培养坚强的性格。

◎ 培养孩子勤俭节约的好习惯和善良感恩的美德。

◎ 陪伴孩子养成运动锻炼、强健体魄的习惯。

◎ 谦虚是一种美德，也是一种生活智慧。尊重他人就是尊重自己，家长要让孩子明白尊重他人是做人的基本修养。

各位家长，切记不要将自己没有实现的梦想强加给孩子。孩子的成长之路，应让孩子自己选择，从而成长为优秀且独特的个体，在成长途中满溢欢声笑语。当然，家长的引导与陪伴不可或缺，要在孩子前行的路上适时给予赞美与鼓励。

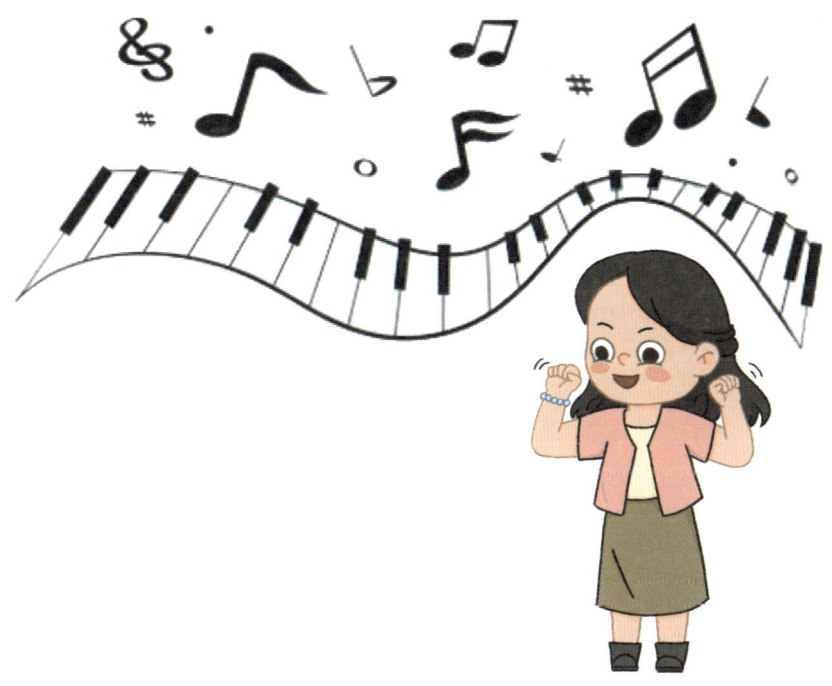

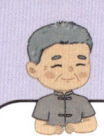

03. 优秀就是上清华、北大吗

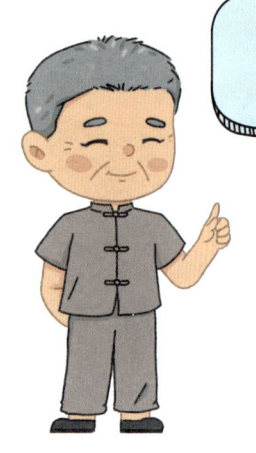

如今，部分年轻的父母对孩子的教育非常看重，过度聚焦于考试分数，重视孩子在班级、年级的排名。他们不由自主地期望孩子将来能考上清华、北大等知名大学，或者将孩子视为自己梦想的延续。父母的这种想法是错误的、不可取的。

父母不切实际的期望值，用一种唯一的标准、单一的模式去培养和要求孩子，其结果只可能是拔苗助长，适得其反。孩子在学习上巨大的压力，会导致其失去自我、丧失学习动力、失去自我，有的孩子患上焦虑、抑郁甚至孤独症等心理疾病。

作为父母必须明白：每个孩子都是独一无二的个体，无可替代。孩子身上的特性都源于家庭教育，其健康成长离不开父母在家庭教育中恰当的行为示范、积极态度与正确引导。父母应该懂得一个道理：教育的目的并不是让孩子超越他人，而是帮助孩子成为更好的自己。

不上清华、北大同样可以成为优秀的人。

小链接

最美爷爷杨善洲

杨善洲出生在云南省施甸县的大山里，他没上过大学，成年后参加了工作，退休前任云南省保山地委书记。

20世纪六七十年代，杨善洲爷爷的家乡经济发展落后，当地农民缺衣少粮，于是开始大规模地毁林开荒种地，原本翠绿的大亮山山光水枯，荒凉空旷，山石裸露，山间溪流逐年减少乃至枯竭。老百姓的生活陷入了"一人种三亩，三亩吃不饱"的贫困境地。为了增加粮食产量，村民不得不进一步毁林开荒，导致生态环境急剧恶化。

1988年4月，60岁的杨善洲爷爷光荣退休。当时的省委书记让他搬到昆明居住，休养身体，享受退休后安逸的生活。杨善洲婉言谢绝了。他说："我在当领导时，因为工作关系没有时间回去照顾家乡父老，家乡人找过我多次，叫我帮他们办点事我都没有答应。我退休了，要为乡亲们办一两件有益的事。"

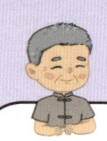

　　经过与家乡施甸县林业部门多次调研、考察，杨善洲选择了在大亮山创建林场，植树造林，为家乡人民绿化荒山。家里人听说他要回来种树就劝他："你到别处去种吧，这地方连野樱桃和锯木树都不长。"然而，杨善洲创办林场的设想和决心没有丝毫动摇。

　　大亮山上成立了造林指挥部，杨善洲担任指挥长，并组织周边的村社共同植树造林。

　　林场初建时，杨善洲爷爷和林场职工在山上搭了个简陋的窝棚，住了9年。没有钱购买生活用具，就用树棍拼成床铺，用石头垒起火塘，办公桌、板凳、床铺都是自己动手做的；晚上照明没有电，每人买了一盏马灯。杨善洲爷爷还经常拎个口袋到街上捡果核。一些老同事看到后笑话他"不光彩"，他说："我就这么弯弯腰，林场就能育苗了，有什么不光彩？"

　　随着改革开放的深入，杨善洲爷爷意识到林场以传统单一的种植华山松为主的植树方式，是不能较快产生经济效益的，林场要以林养林，要提高经济效益。经过考察当地的自然气候和种植条件，从广东、福建等地引种龙眼树苗，开辟了龙眼水果基地，没用几年就收到了良好的经济效益。施甸县是高海拔地区，常年云遮雾罩，是种植茶叶的好地方，茶叶生产基地也随之建立起来。杨善洲号召林场职工开拓新的生产经营领域，林场又在山下建立了水果销售基地。碰上林场经济困难的时候，杨善洲就把自己的退休金拿出来用于发工资。经过二十多年的植树造林，大亮山建成面积达5.6万亩的绿色森林，生态环境逐渐恢复。大亮山上出现了珍稀动物黑熊、豹子、猕猴、凤头鸟、野鸡等，植物有桫椤、银杉、楠木、白杏、雪松等，山石裸露的现象消失，茂密的森林延绵不断。2009年4月，杨善洲将价值3亿元的林场无偿捐赠给了国家。

施甸县的民间流传着这样一首民谣："杨善洲，杨善洲，绿了荒山，白了头发。老牛拉车不回头，当官一场手空空，退休又钻山沟沟；二十多年绿荒山，拼了老命建林场，创造资产几个亿，分文不取乐悠悠。"

最美妈妈张桂梅

云南省丽江华坪女子高级中学是全国第一所全免费的女子高中。它创建于2008年，校长是张桂梅。从学校创建那年开始到今天，当地约有2000名家庭经济条件不好的女孩子，在华坪女子高级中学跟随张桂梅等老师学习知识、培养品格，并走出了大山，圆了上大学的梦。张桂梅被女孩子们亲切地称为"张妈妈"。

张桂梅17岁时跟随姐姐来到云南省中甸县（现在的香格里拉）。1988年，考上了丽江教育学院，学历为大专。

2008年8月，张桂梅在当地政府的支持下筹建丽江华坪女子高级中学。然而才建校半年，17名教师中就有9名辞职，学生也流失很多，教学工作近乎瘫痪。为留住学生，张桂梅走过约11万公里的家访路，共接收近2000名农村女孩入学。她一遍遍劝说家长："上高中我们不收一分钱，上

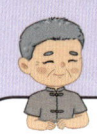

了大学我们也会帮忙。"

为改善学生的生活学习状况,张桂梅吃穿用非常简朴,对自己近乎"抠门",曾经有段时间,她每天的生活费不超过3元。她还将得到的各级政府奖励的100多万元都捐给了学校。她说:"听到学生们毕业后能为社会做贡献,我觉得值了。"

张桂梅把全部身心投入到边疆民族地区教育事业中。她培养学生不畏艰辛、吃苦耐劳的品格,引导学生铭记党恩、回报社会。张桂梅像烂漫的山花,扎根贫困地区40多年,立志用教育扶贫斩断贫困代际传递。她像一束希望之光,照亮大山深处女孩子们的追梦人生。

最美哥哥陈祥榕

2019年,高中毕业的陈祥榕报名参了军。从福建到新疆,千里迢迢,山高路远,家人都舍不得他去那么远的地方当兵。他说:"苦怕什么,去部队不吃苦,难道还要享福?"

参军前有为期一周的集训,陈祥榕为了体能过关,每天清晨5点便起床,绕县环城路跑一圈,回到家中吃过早饭,再去集训场地参加训练,不敢有丝毫懈怠。一周集训下来,陈祥榕表现亮眼,在众多新兵中脱颖而出。到新疆当兵的事就这样板上钉钉了。

2020年5月初,陈祥榕和战友们紧急前出处置中印边境突发事件,这是新兵陈祥榕的第一次真刀真枪上战场。出发前,战友问他:"要上一线了，你怕不怕？"陈祥榕回答："使命所系，义不容辞！"后来，陈祥榕在日记中自豪地写道："面对人数远远多于我方的外军，我们不但没有任何一个人退缩，还顶着石头攻击，将他们赶了出去。"

2020年6月15日晚，印度军人公然违背双方达成的共识，在加勒万河谷地区，再次越过实控线向中方蓄意挑衅，越线搭设帐篷。我方团长祁发宝本着谈判解决问题的诚意，仅带几名官兵前去交涉。印方无视中方诚意，早有预谋地潜藏、调动大量兵力，用钢管、棍棒、石块发起攻击。祁发宝团长头部遭到重创。我方边防官兵及时赶来营救，对印军的暴力行径予以坚决回击，陈祥榕作为盾牌手冲在最前面。战斗结束清理战场时，发现陈祥榕紧紧趴在带领战士们前去支援的陈红军营长身上，用自己的身体护住营长。陈祥榕为保护战友毫不畏惧，英勇战斗直至壮烈牺牲。他只有19岁。

"清澈的爱，只为中国"这句感动亿万国人的话，是陈祥榕写在自己日记本上的。寥寥八个字，却道出无尽的勇气和忠诚，写下满腔的热忱与信念。

最美陈祥榕哥哥是我们伟大祖国、人民军队、中华民族的英雄，是我们一代青年的榜样。让每一位保护过我们的英雄，永远镌刻在民族最深的记忆里，用英雄精神照亮前路，让英雄精神代代相传。

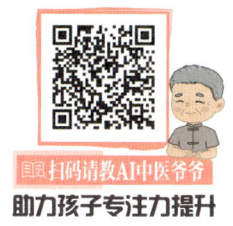

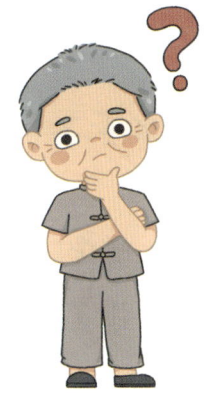

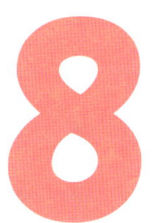 **利用假期培养专注力**

01. 张弛有度、劳逸结合
02. 培养健康的兴趣
03. 亲子共游多引导

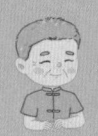

> 寒暑假是孩子们最快乐的时光，从繁重的上学、放学、做家庭作业、上补习班和考试中解放出来，终于松了一口气。那么应该怎样度过愉快的假期呢？

01. 张弛有度、劳逸结合

作为家长，要根据学校对假期的总体安排，帮助孩子制订合理的假期计划。放假旨在让孩子放松休息，父母切勿将假期变成另一个课堂，不停地给孩子添加"辅食"。需合理规划每日学习时间，其余时间则交给孩子自主支配。当然，也不要让孩子无节制地放飞自我，比如，看电视、玩电子游戏、刷手机、熬夜、睡懒觉等。

另一个要注意的是不要把孩子的假期生活安排得前松后紧。

假期过半，若家长发现孩子假期作业没有做，钢琴没有练，还长胖变懒，才着急起来，唠叨加批评的话会让孩子心情低落，原来愉快的假期变得糟糕。

02.培养健康的兴趣

除了学习之外,孩子的品格与性情的塑造同样关键。家长可以利用假期引导孩子做一些有意义的事情。

鼓励孩子阅读一本自己喜欢的课外书。一本好书如同良师,能拓宽孩子的视野,助其树立积极向上的人生观和价值观。

支持孩子学习舞蹈、歌唱、乐器演奏、篮球等才艺。这些活动是培养孩子专注力的好方法。

假期里,孩子有很多时间都是在家里度过的。家长可以让孩子学习和承担一些力所能及的家务活,以此培养孩子的生活自理能力,也让孩子体会父母的辛劳。

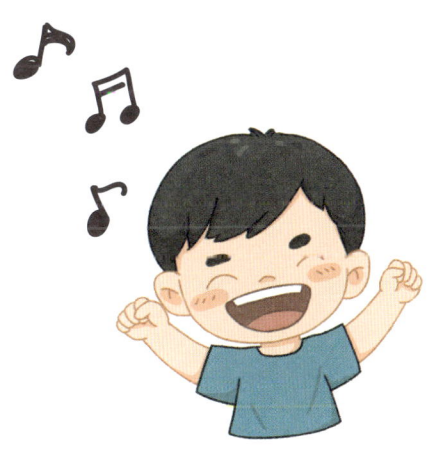

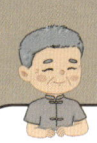

03. 亲子共游多引导

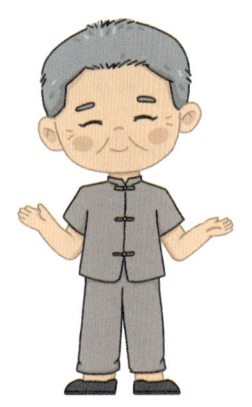

随着生活水平的提高，许多家长喜欢在假期带孩子出游。旅游有助于家庭成员之间的交流与沟通，增强凝聚力，也利于孩子开阔眼界，锻炼户外自理能力。旅游还可以让孩子释放压力，缓解学习带来的紧张情绪，促进身心健康成长。

外出游玩时，建议多带孩子去当地的科技馆、博物馆。在这里，孩子能了解中华民族的悠久历史与灿烂文明，感受中国日新月异的科技发展。让孩子懂得学习的意义，思考在学校如何高效学习，以及怎样成为对自己、对父母、对国家有贡献的人。

需要注意的是，出游尽量安排在假期中期，以利于孩子把假期快乐放松的心情慢慢调整到规律的状态，迎接新的学期。

在孩子长达十几年的成长历程中，家长的养育、陪伴与督促至关重要。家长是选择放任不管，还是悉心培育，是决定幼苗能否长成参天大树的关键。

小链接

◎ **寒假的季节**

中医认为,冬季的三个月,是万物闭藏的时节。在这个季节里,滴水成冰,地冻三尺,因此要早睡晚起,蕴藏身体中的阳气。要躲避寒冷,注意保暖。避免因皮肤大量出汗而令阳气耗损。如果违背了这个规律,将会使供给春生之气的能力减弱,身体的闭藏机能在冬季得不到应有的养护,到春天便易生病。

◎ **暑假的季节**

夏季的三个月,自然界万物繁茂秀美。在这个季节里,地气升腾,天地之气相互交融,万物开花结果,长势旺盛。此时人们要晚睡早起,使体内的阳气得以宣泄、通畅。若违背了这个规律,身体无法得到充沛阳气的滋润,会减弱供给秋天收敛之气的能力,人就容易患病,到冬天身体机能也会更为衰弱。

◎ **春夏养阳,秋冬养阴**

寒假要积累身体的精气,为春夏季抵御燥热、清火降温做好准备;暑假时,要积累阳气,为秋冬季防寒、除湿打好基础。遵循"春季机体苏醒,夏季清热去火,秋季宣肺润燥,冬季御寒保暖"的自然法则,才是适应自然、保障健康的生存之道。

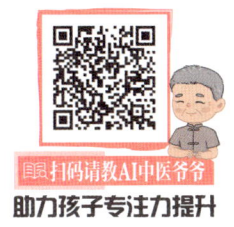

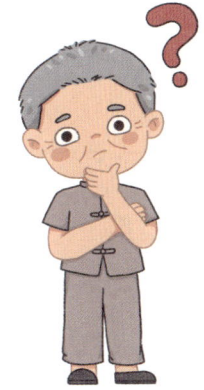

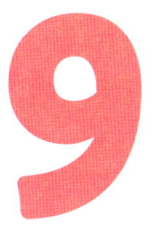

中医爷爷教点穴

01. 什么是穴位
02. 为什么要点穴
03. 八个基本穴位的功能

提高儿童专注力：中医爷爷有妙招 3

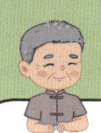

中国古代中医认为，人体从头到脚分布着纵横十二经脉和奇经八脉。

在这些经脉、络脉上，分布着大约 720 个穴位。这些穴位是人体精气营血等各种机能物在经脉运行过程中的聚集、灌注和传输部位。穴位如果被堵塞或者不畅通，就会影响到人体新陈代谢的正常运行。堵塞严重会产生酸、麻、胀、痛、瘫、哑、晕、咳等症状。

01. 什么是穴位

穴位是中国传统医学特有的名词。多处在人体内神经末梢和血管较多的地方。唐代医学家孙思邈说："凡诸孔穴，名不徒设，皆有深意。"这句话解读了每一个穴位名称，都是生动形象的，蕴含着特殊的意义。

早在两千多年前，我们的祖先就知道人体皮肤上有许多特殊的感觉点。经探索发现，几乎所有的穴位都与神经相关联，某些穴位与某一脏器的神经相关联。于是人体穴位的三大作用：经络之气可输注于体表的固定部位；人体的疾病也能反映在这些体表部位；这些固定的体表部位可以通过针灸、推拿、按摩的手段，实现"按之快然，驱病迅速"的神效。最令人叹服的就是在宋代研铸出了针灸铜人，将人体上的穴位以精细、逼真的造型显示出来。初步形成了中医穴位治病的理论体系。

02. 为什么要点穴

古代中医理论认为，人体的一切疾病多源于经络堵塞或不通畅。通用砭石、银针、艾灸、汤药、按摩、点穴等手段，可疏通经络，驱邪外出、扶正固本，从而达到治病祛疾、恢复健康的目的。其中，点穴就是运用手指、点穴棒、筷子、木棍等器具，点压、按揉人体穴位。操作时需保持一定力度并持续相应时间，以此促进经络疏通，保障体内气血顺畅运行，维持身体新陈代谢的正常进行。

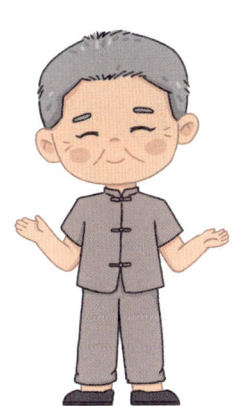

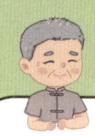

03.八个基本穴位的功能

风池穴： 壮阳益气，祛风散寒，通窍明目。

承山穴： 理气止痛，舒筋通络；

三阴交穴： 滋阴补肾，疏肝理气，健脾除湿；

明眼穴、凤眼穴、大骨空穴： 缓解眼部疲劳，活血明目，祛风泻火，退翳除障；

足三里穴： 健脾胃，补益气血，扶正固本，增强免疫力；

鱼际穴： 清肺泄热，利咽止痛；

合谷穴： 疏风清热，明目聪耳，通经止痛；

太溪穴： 滋阴益肾，温补肾阳。

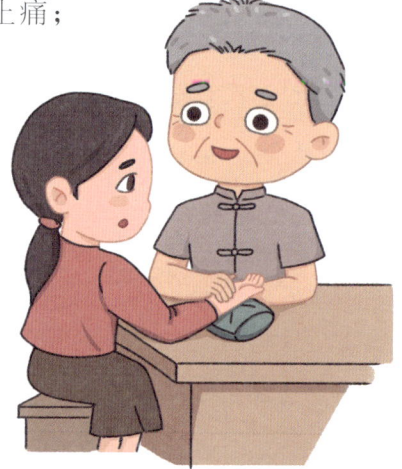

风池穴

风,指穴内物质为天部风气。池,囤居水液之器也,指穴内物质富含水湿。本穴的物质为脑空穴传来的水湿之气至本穴后,因受外部之热,水湿之气胀散化为阳热风气而疏散于头颈各部,故名风池。

点穴功能:祛风散寒,壮阳益气,通窍明目。是治疗头部风症的要穴之一。可以治疗风寒感冒、风热感冒、发烧、头痛、鼻塞、目眩等症状。

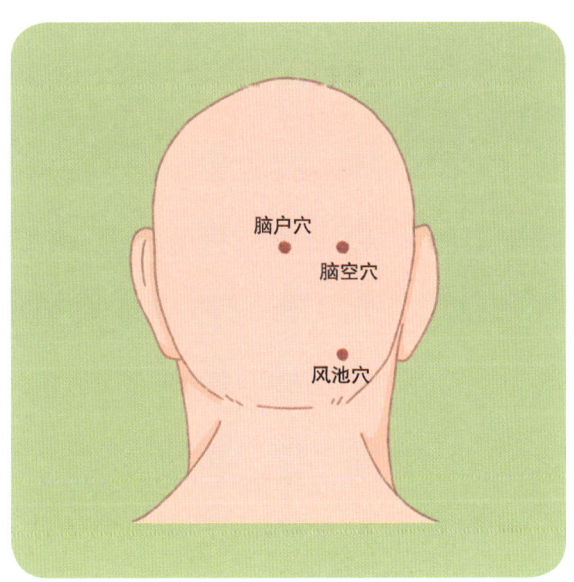

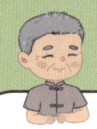

承山穴

承,承受也;山,土石之大堆也。本穴内是随膀胱经经水上行而来的脾土与水液的混合物。这些沉降的脾土堆积如大山之状,故名承山。

点穴功能:运化水湿,固护脾土。可以治疗抽筋、腹痛、腰背痛、腰腿痛、便秘、痔疮等症。

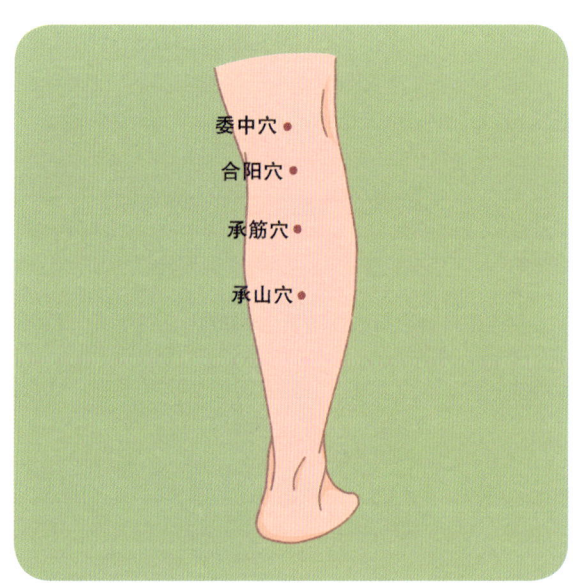

三阴交穴

此穴为足部三阴经（肝、脾、肾）交会穴。三阴，指足三阴经。交，交会也。此穴物质有脾经提供的湿热之气，有肝经提供的水湿风气，有肾经提供的寒冷之气。三条阴经气血交会于此，故名三阴交穴。

点穴功能：活血调经、益气健脾、培补肝肾等功效。可以治疗脾胃虚弱、腹泻、痛经、失眠、心悸等症状。

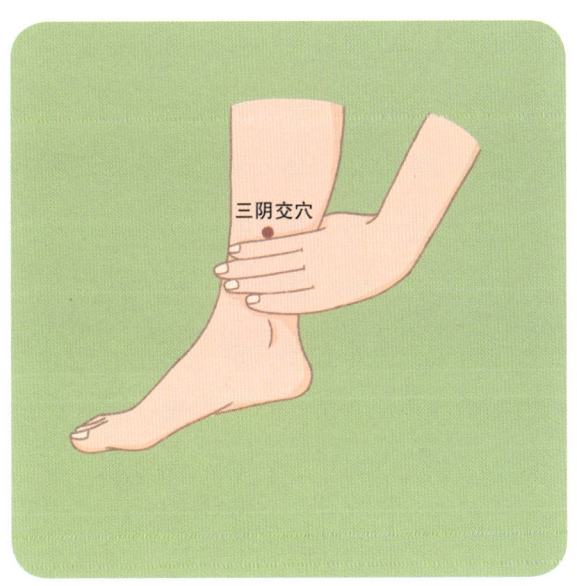

明眼穴、凤眼穴、大骨空穴

明眼的意思就是让眼睛明亮，让人看得清楚。按摩明眼穴可以有效治疗急性结膜炎，缓解眼睛疲劳，预防近视等。人们也称明眼穴为眼部健康的忠实守护者。

凤眼穴是眼部疲劳的克星。按压此穴可以治疗急性结膜炎、小儿夜盲症、角膜云翳等眼部问题，同时也有助于预防近视等。

大骨空穴的按压能够放松眼部肌肉，促进眼部血液循环。其具备祛风泻火，退翳除障之功，可有效缓解眼睛痛、眼疲劳等不适症状。

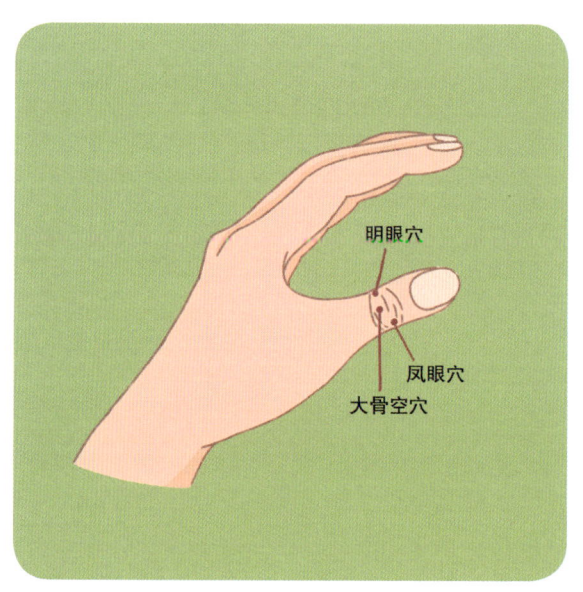

足三里穴

"三里"是指理上、理中、理下。

胃处在肚腹的上部，胃胀、胃脘疼痛的时候就要"理上"，按住足三里穴往上方使劲。腹部出现不适，按住穴中，进行按摩。小腹在肚腹的下部，小腹上的病痛，按住足三里穴往下方使劲。

点穴功能： 调理脾胃，生发胃气，补中益气，安神定志。可以治疗胃痛、呕吐、腹痛、肠鸣、便秘等症状。

民间有"常按足三里，胜吃老母鸡"的谚语，揭示了足三里穴强身健体、健脾胃的功效。

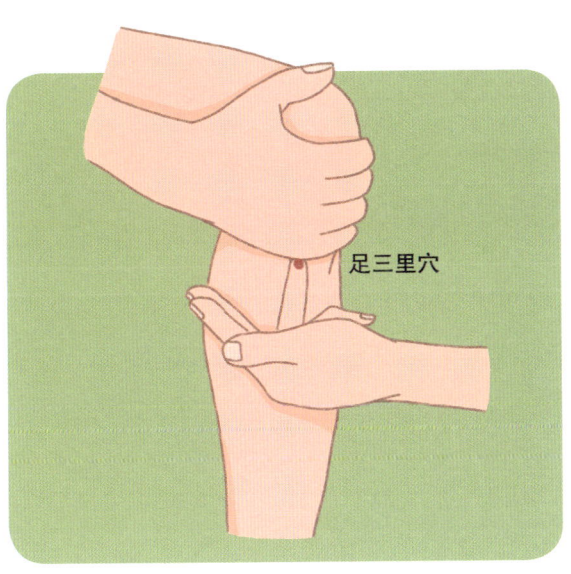
足三里穴

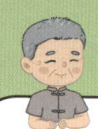

鱼际穴

鱼际位于手掌部,在大拇指后赤白肉际处,形如鱼腹,又位于手掌的边际,故名鱼际穴。

点穴功能: 清肺泄热,利咽止痛。常用于治疗咳嗽、咯血、咽干、咽喉肿痛、头晕、尿频、多汗等湿热病症。

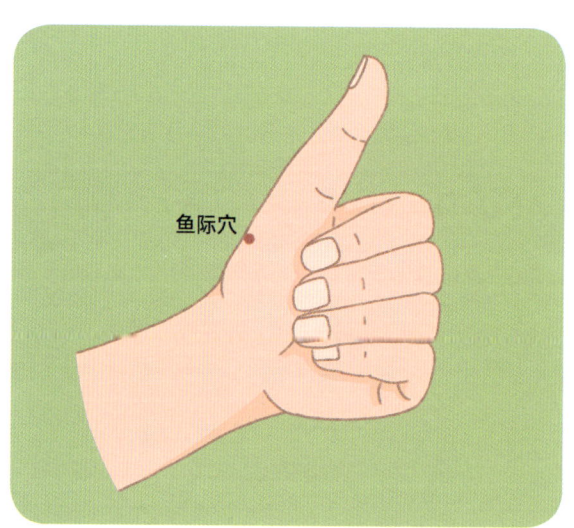

合谷穴

合，汇也，聚也；谷，两山之间的空隙也。本穴位在手背第一、二掌骨之间。本穴汇聚之气形成强大的水湿云气场，故名合谷。合谷穴也被称为"虎口"，在全身数百个穴位中，合谷穴调理身体的范围最广泛，它神通广大，是我们自身携带的大药箱——"人体第一穴"。

点穴功能：疏风清热，通经活络，镇静止痛；能治牙痛、头痛、痛经、胃痛、呕吐、腹泻、中风、抽搐、中暑、虚脱等病症。

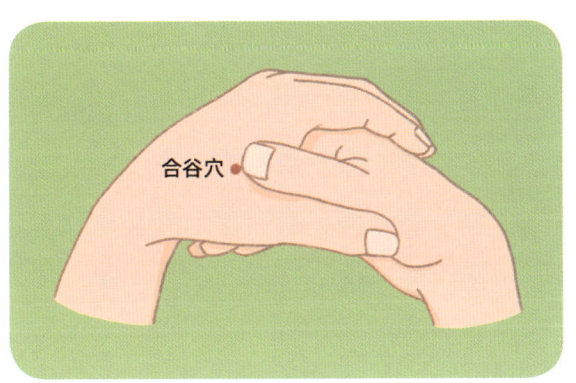

太溪穴

太,大也;溪,溪流也。本穴物质为然谷穴传来的冷降之水,冷降水液形成了较为宽阔的浅溪,故名太溪。本穴位是肾经的原穴,按压它可疏通肾经,引火归元。

点穴功效: 滋阴益肾,壮阳强腰。常用于调理手脚冰凉、精力不济、头晕目眩、风湿病、喉咙肿痛、支气管炎、小便频数等症状。

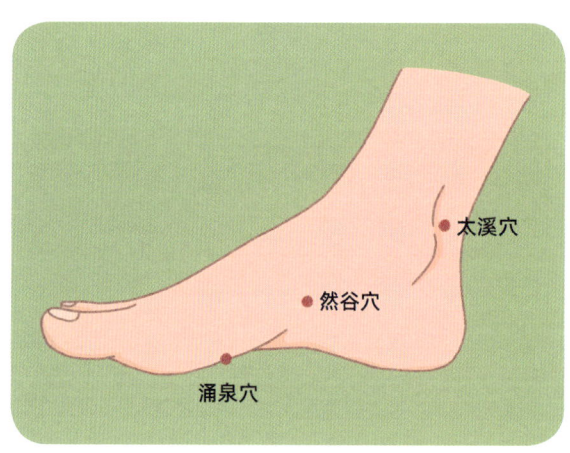

上述八个健身穴位,能帮助小朋友强身健体,预防小病小痛。点穴时先喝一杯温开水,再用点穴棒找到穴位(即酸麻胀痛最强烈的地方),保持力度按揉多时。左右对称的穴位都要按揉,被按者若能微微出汗效果更好。

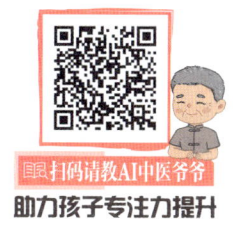
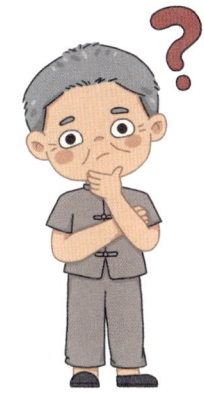

10 专注力三字经与吐纳六字诀

01. 培养专注力的三字经
02. 五脏养生"六字诀"

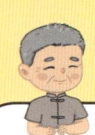

01. 培养专注力的三字经

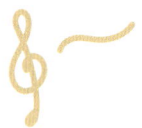

人之初，混沌伴，天当被，地当床。
日月间，觅健康，历千年，礼岐黄。
顺四时，合五行，寒与热，是阴阳。
循四季，应节气，算时辰，令五脏。
周苏秦，锥刺股，楚孙敬，头悬梁。
孔圣人，韦三绝，倪宽学，带经锄。
晋孙康，囊映雪，汉匡衡，凿壁光。
昔祖逖，闻鸡舞，泌少贫，映月读。
王羲之，墨成池，隋李密，牛角书。
董仲舒，垂书帷，元刘祁，十年窗。
古圣贤，是榜样，今少年，当自强。

造环境，调情绪，遵时间，计数量。
知兴趣，求知识，树目标，定方向。
守纪律，须自觉，负责任，有担当。
需认真，思专一，专注力，不走神。

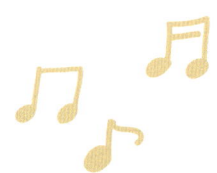

心藏神，益气血，除杂念，神入脏。
肾藏精，不胜寒，聚精力，会精神。
睡眠足，按时起，作息好，规律倡。
爱运动，肺出汗，勤锻炼，体魄强。
少油腻，除湿气，脾胃和，不肥胖。
不挑食，爱果蔬，均饮食，平阴阳。

青入肝，怕抑郁，红入心，暖心房。
黄入脾，健肌肉，白入肺，自有氧。
黑入肾，温肾阳，五谷粮，最炎黄。
肝色青，宜食甘，粳牛枣，疏肝气。
心色赤，宜食酸，韭李橙，补心血。
肺色白，宜食苦，麦羊杏，宣肺瘀。
脾色黄，宜食咸，豆猪栗，调脾胃。
肾色黑，宜食辛，葱姜黍，益肾阳。
五谷蔬，五畜壮，五色艳，宜五脏。
春疏肝，夏清心，长夏脾，排湿气。
秋润肺，冬补肾，五脏和，五季安。

肝有疾，申时重，心有疾，半夜苛。
脾气虚，未时甚，肺有疾，午时厉。

10 专注力三字经与吐纳六字诀

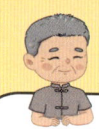

肾有病，四季急，脏有恙，体不安。
轻叩齿，咽唾液，肾气壮，顺风耳。
男儿泪，可轻弹，肝不郁，气血畅。
想明目，不发怒，听力佳，耳光泽。
常嘘气，不近视，多吹气，耳不背。
长呼气，眼睛亮，少呻吟，听力强。

经络图，属国宝，穴位点，是开关。
按穴位，疏经络，行气血，益五脏。
心理病，身先疾，体康复，心自爽。
皮不存，毛焉附，脏腑和，身健康。
体魄健，心愉悦，快乐学，目有光。
有余暇，放轻松，劳娱合，不偏废。
看时钟，练定力，循序进，增时长。
方块格，填数字，考眼力，快速看。
遇困难，常鞭策，抗挫折，更阳光。
专注力，长提升，成绩单，上红榜。
德智体，全发展，好孩子，前程亮。

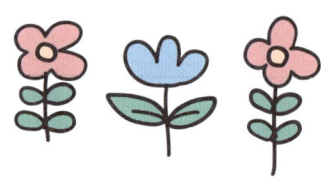

02. 五脏养生"六字诀"

六字诀，即六字诀养生法，是我国古代流传下来的一种吐故纳新的养生法。它通过吹、呼、嘻、呵、嘘、呬六个字的不同发音，唇齿喉舌的用力不同，以牵动不同的脏腑经络气血运行。

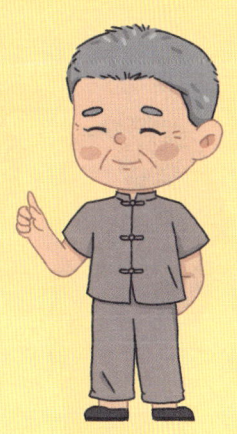

六字诀的最大特点是通过呼吸导引，充分调动脏腑的潜在能力来抵抗疾病的侵袭。

现存最早的六字诀文献见于南北朝陶弘景的《养性延命录》，六字诀吐气法有六种。即吹、呼、嘻、呵、嘘、呬六字发音，都是吐气发音。寒气病时可用"吹"字法，温病时可用"呼"字法，针对发病的原因加以治疗。用"吹"字法除去风邪引起的疾病，用"呼"字法除去热邪引起的疾

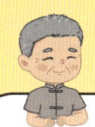

病,用"嘻"字法除去心中的烦闷,用"呵"字法降下上逆之气,用"嘘"字法解散结滞之气,用"呬"字法解除极度的困疲之症。

预备:两足开立,与肩同宽,头正颈直,含胸拔背,松腰松胯,双膝微屈,全身放松,呼吸自然。

呼吸:腹式呼吸,先呼后吸,每个字读六遍后,调息一次,以稍事休息,恢复自然。

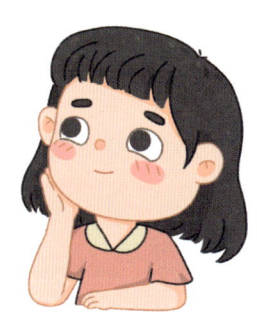

吹字功补肾气

吹,读(chuī)。口形为撮口,唇出音。

呼气时读"吹"字,足五趾抓地,足心空起,两臂自体侧提起。后两臂撑圆如抱球,两手指尖相对。身体下蹲,两臂随之下落,呼气尽时两手落于膝盖上部。随吸气之势慢慢站起,两臂自然下落垂于身体两侧。如此动作重复六次为一遍,做一次调息。

吹字功主要补肾气,可以治疗腰膝酸软、盗汗等肾经疾患。

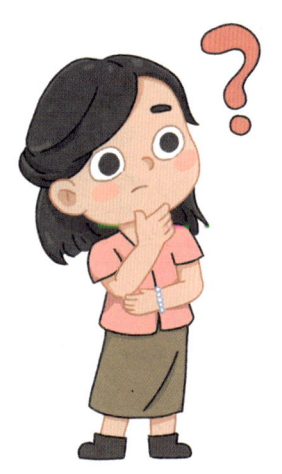

呼字功健脾胃

呼,读(hū)。口形为撮口如管状,舌向上微卷,用力前伸。

呼气时,两手自小腹前抬起,手心朝上,举至脐部,左手外旋上托至头顶,同时右手内旋下按至小腹前。吸气时,左臂内旋变为掌心向里,从面前下落,同时两手在胸前交叉,左手在外,右手在里,两手内旋下按至腹前,然后自然垂于体侧。再以同样的要领,右手上托,左手下按,做第二次吐字。如此动作重复六次为一遍,做一次调息。

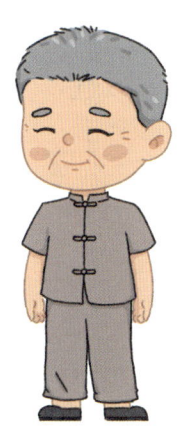

呼字功能健脾胃,可以治疗腹泻、四肢疲乏、食欲缺乏等脾经疾患。

嘻字功理三焦

嘻,读(xī)。口形为两唇微启,舌稍后缩,舌尖向下。有喜笑自得之貌。

呼气时念"嘻"字,足四、五趾点地。两手自体侧抬起如捧物状,过腹至前胸上部,两臂外旋翻转手心向外,并向头部托举,两手心转向上,指尖相对。吸气时五指分开,由头部循身体两侧缓缓落下,并以意引气至足四趾端。如此动作重复六次为一遍,做一次调息。

嘻字功主要治疗由三焦不畅引起的眩晕、耳鸣、喉痛、胸腹胀闷、小便不利等脏腑疾患。

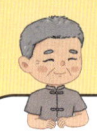

呵字功清心火

呵,读(hē)。口形为半张,舌尖顶下齿,舌面下压。

呼气时念"呵"字,两手掌心向里由小腹前抬起,至胸部中间位置向外翻掌。吸气时,翻转手心向面前,缓缓下落,垂于体侧,再进行第二次吐字。如此动作重复六次为一遍,做一次调息。

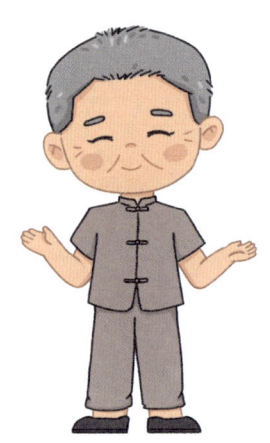

呵气功是清心火,可以治疗心悸、失眠、口舌糜烂等心经疾患。

嘘字功疏肝气

嘘,读(xū)。口形为两唇微合,有横绷之力,舌尖向前并向内微缩,上下齿间有微缝。

呼气时念"嘘"字,两手自小腹前缓缓抬起,手背相对,经肋至与肩平,两臂如鸟张翼向上、向左右分开。双眼随呼气之势尽力瞪圆。屈臂两手经面前、胸腹前缓缓下落,垂于体侧。再做第二次吐字。如此动作重复六次为一遍,做一次调息。

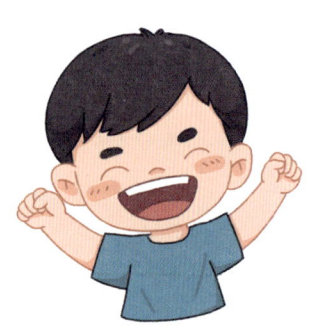

嘘气功可以疏肝气,可以对症治胸肋胀闷、食欲缺乏、两目干涩、头目眩晕等肝经病症。

呬字功补肺气

呬,读(sì)。口形为开唇叩齿,舌微顶下齿。

呼气时念"呬"字,两手从小腹前抬起,逐渐转掌心向上,至前胸上部,两臂外旋,翻转手心向外成立掌,指尖对喉,然后左右展臂宽胸推掌如鸟张翼。呼气尽,随吸气之势,两臂自然下落垂于体侧。如此动作重复六次为一遍,做一次调息。

呬字功可以治肺燥咳嗽、口干咽痛、鼻塞少气、痰多躬喘、呼吸不畅等肺经疾病。

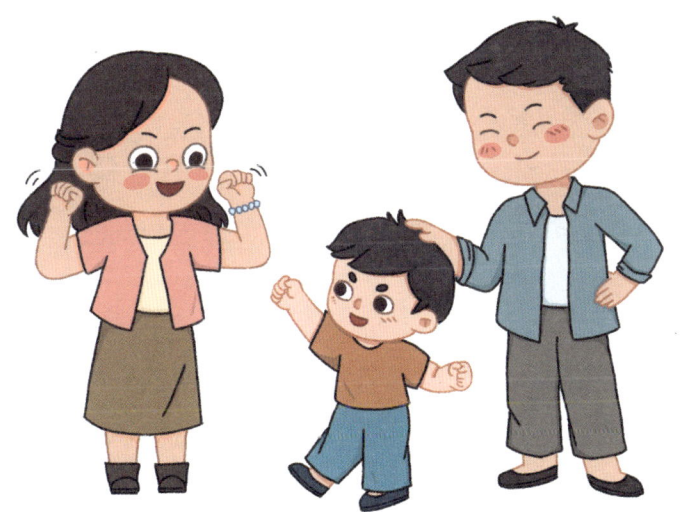